Susi Rieth

Das Yoga-Lexikon

Alle Ratschläge und Hinweise in diesem Buch wurden von Fachleuten sorgfältig erwogen und geprüft, doch kann keine Garantie oder Haftung für Auswirkungen und Folgeerscheinungen jeglicher Art übernommen werden. Bitte suchen Sie bei schwerwiegenden gesundheitlichen Problemen unbedingt Ihren Arzt oder Heilpraktiker auf, denn alle Therapievorschläge haben nur Beispielcharakter und müssen vom behandelnden Arzt an die jeweilige individuelle Situation angepaßt werden.

Susi Rieth

Das Yoga-Lexikon

Die Deutsche Bibliothek – CIP-Einheitsaufnahme

Rieth, Susi:
Das Yoga-Lexikon / Susi Rieth. – Landsberg am Lech : mvg-verl., 1998
  (mvg-Paperbacks ; 577 : Natürlich heilen)
  ISBN 3-478-08577-2

*Dieses Buch ist der göttlichen
und liebevollen Führung,
die über uns waltet, gewidmet.*

Lizenzausgabe mit freundlicher Genehmigung von nymphenburger in der F. A. Herbig Verlagsbuchhandlung GmbH, München

Titel der Originalausgabe: »Das Yoga-Lexikon«,
erschienen 1990 by nymphenburger in der
F. A. Herbig Verlagsbuchhandlung GmbH, München

© der Taschenbuch-Ausgabe 1998 bei mvg-verlag im verlag moderne industrie AG, Landsberg am Lech

Alle Rechte, insbesondere das Recht der Vervielfältigung und Verbreitung sowie der Übersetzung, vorbehalten. Kein Teil des Werkes darf in irgendeiner Form (durch Fotokopie, Mikrofilm oder ein anderes Verfahren) ohne schriftliche Genehmigung des Verlages reproduziert oder unter Verwendung elektronischer Systeme gespeichert, verarbeitet, vervielfältigt oder verbreitet werden.

Umschlaggestaltung: Schlotterer & Partner, München
Fotos und Zeichnungen: Susi Rieth
Druck- und Bindearbeiten: Ebner Ulm
Printed in Germany 080 577/298402
ISBN 3-478-08577-2

INHALT

Vorwort von Univ.-Dozent P. Brugger 9
Volksgesundheit – Vorsorge 13
Yoga von Kopf bis Fuß 14
Im Universum Mensch wohnen die Wächter der Gesundheit 15
Lebensideale, die jeder achtet und befolgt, der sich für Yoga entscheidet 16
Yogapositionen und -bewegungen 18

Gesundheitliche Probleme 21
Körper und Seele reinhalten 24
Praktische Hinweise 25
Wie hat der Schüler Erfolg? 26
6-Wochen-Plan 27

Yogaübungen für den Kopf 29
Baum 31
Bär 33
Diamantsitz 35
Ganzheitsstellung Nr. 1 37
Gebet 39
Gehörübung 41
Gefäßübung 43
Gruß an die Sonne Nr. 1 45
Gruß an die Sonne Nr. 2 47
Gruß an die Sonne Nr. 3 49
Heldenpose 51
Kiebitz 53
Kopfstand 55
Leichte Stellung 57
Ohrpresse 59
Savasana 61
Stellung des Herrn der Tänzer Nr. 1 63
Stellung des Herrn der Tänzer Nr. 2 65
Vorwärtsbeuge 67
Verbesserung der Sehkraft 69
Verjüngung der Wangen 71

Yogaübungen für den Hals 73
Boot 75
Flamingo 77
Kräftigungsposition 79
Löwe Nr. 1 81
Löwe Nr. 2 83
Nackenstärkung 85
Schulterrollen 87

INHALT

Abschnitt Schulter 89
Armdrehung 91
Armhebung 93
Armkreisung 95
Armschwingen 97
Drache 99
Ganzheitsstellung Nr. 2 101
Heuschrecke 103
Kniekuß 105

Abschnitt Brust 107
Blasebalgatmung 109
Frosch 111
Heiliger Feigenbaum 113
Kerze Nr. 1 115
Kerze Nr. 2 117
Kerze Nr. 3 119
Kuhkopf 121
Ochse 123
Rad 125
Skorpion 127

Abschnitt Rücken 129
Aufwärmen 131
Bauchmuskelstärkung 133
Diamantsitz Nr. 2 135
Drehsitz 137
Hase 139
Kreuzübung 141
Kräftigungsübung Nr. 1 143
Kräftigungsübung Nr. 2 145
Körperkräftigung 147
Krokodil 149
Rückenposition 151
Rückenkräftigung Nr. 1 153
Rückenkräftigung Nr. 2 155
Rückenkräftigung Nr. 3 157
Rückenkräftigung Nr. 4 159
Rückenstreckung 161
Schwanenhals 163
Sonnenrad 165
Winkel 167
Zweifüßler 169

INHALT

Abschnitt Hüfte 171
Aufwärtsstreckung 173
Balancestreckung Nr. 1 175
Balancestreckung Nr. 2 177
Blähung lösende Stellung 179
Bogen 181
Dehnübung 183
Diamantsitz Nr. 1 185
Einhorn Nr. 2 187
Fetusstellung 189
Nabelstreckung 191
Hockstellung 193
Hüftgrätsche 195
Hüftübung 197
Hüftwiege 199
Hüftschere 201
Knie-Kopf-Position 203
Kobra 205
Lösende Liegestellung 207
Niederbeugung 209
Palme Nr. 1 211
Palme Nr. 2 213
Seitwärtsbeugung 215
Sesselübung Nr. 1 217
Sesselübung Nr. 2 219
Muschelreinigung 1 221
Muschelreinigung 2 223
Muschelreinigung 3 225
Muschelreinigung 4 227
Kamel 229

Abschnitt Arme 231
Fingerpositionen 232
Handdrehübung 237
Handdrehung 239
Handwerfen 241
Sprunggelenkübung 243
Handvorwärtsdrehung 245
Hochstemmposition 247
Krähe 249
Kräftigung der Ellenbogen 251
Lokomotive 253
Muschelschließung 255
Schiebeposition 257
Tigerkralle 259

Inhalt

Abschnitt Beine 261
Einhorn Nr. 1 263
Fußbettstärkung 265
Gesegnete Stellung 267
Hirtenstab 269
Klopfübung 271
Kniestärkung 273
Pendeln 275
Schildkröte 277
Schneiderlein Nr. 1 279
Schneiderlein Nr. 2 281
Schreiten in gerader Linie 283
Strampeln 285
Storch 287

Anhang 289

Register 302

Vorwort

Die Autorin, Frau Susi Rieth, versucht mit ihrem neuen Lexikon wieder einmal in hervorragender Weise uns Europäern, diese hohe indische Lehre auf verständliche Weise beizubringen. Es gelingt ihr, die Aufmerksamkeit des Lesers sowohl bei den praktischen Übungen, als auch bei den theoretischen Anleitungen auf das Wesentliche der Yogalehre zu lenken, wobei es ihr vor allem darauf ankommt, Freude und Frieden zu vermitteln. Es ist ein Buch, das zum Nachdenken, vielleicht aber auch zum Erforschen des eigenen inneren Ichs Anlaß geben sollte. Das Lexikon bezieht sich aber nicht nur auf das bisher Bekannte, sondern sagt auch aus, daß die Gesundung des Körpers nur durch ein harmonisches Nebeneinander der äußeren und inneren Ordnung möglich ist.

Erwähnt sei auch, daß es bisher kein Buch gibt, das so umfangreich und so anschaulich über praktische Yogaübungen informiert und das eine Anleitung gibt, zu dieser Ordnung zu gelangen, die für uns alle als Voraussetzung für ein gesundes und langes Leben anzusehen ist.

Von der Autorin wird der Versuch unternommen, den Leser zu lehren, seinen Körper zu beherrschen, um so eine Einheit zwischen Körper und Geist zu erreichen.

Die daraus entstehende Harmonie ist für den Organismus überaus wichtig, und das Streben nach der Wiederherstellung gestörter Harmonie im Kranken ist auch die Basis vieler Heilverfahren, die im Laufe der letzten Jahre im Abendland eine große Zahl von überzeugten Anhängern gefunden haben. Obwohl es vom Standpunkt unserer wissenschaftlichen Medizin oft kaum verständlich ist und auf einer völlig andersartigen Theorie beruht als es unserer Vorstellung entspricht.

Leider lehnen wir noch vieles ab, das wissenschaftlich nicht meßbar ist, obgleich wir die Methode zu messen oft noch gar nicht kennen.

Das Fehlen dieser Harmonie ist oft Ursache für die Entstehung einer Krankheit. Je länger sich der Organismus in Disharmonie befindet, um so schwieriger ist es aus dieser Einbahn herauszukommen und wieder gesund zu werden. Aus diesem Grund ist auch das häufige Versagen der medikamentösen Behandlung bei chronisch Kranken zu verstehen. Und gerade deshalb sollten bei der Behandlung von chronischen Leiden alternative Wege gegangen werden.

Einer dieser Wege ist Yoga.

Dadurch können die chronisch Kranken, die meist nur sehr schwer zu behandeln sind, wieder ein glückliches, oft schmerzfreies Leben führen.

Ich kenne einige Personen, die von den Ärzten nach schweren Unfällen schon aufgegeben waren. Es ist interessant, daß viele, die sich dem Yoga zugewandt haben – ebenso wie die Autorin dieses Lexikons –, trotz der Schwere ihrer Krankheit, wieder in den Alltag zurückgefunden und Freude am Leben gewonnen haben.

Aber hier stellt sich die Frage: Muß man immer warten, bis jemand ernstlich krank geworden ist? Wäre es nicht besser, schon früher mit vorbeugenden Maßnahmen zu beginnen, bevor der Mensch krank wird?

Warum eine Vorbeugung so wichtig ist, will ich an einem Beispiel erläutern.

Wir wissen aus Untersuchungen an tödlich verunglückten Kindern, daß die Verkalkung der Schlagadern (Arterien), die sogenannte Arteriosklerose, bereits bei 8- bis 10jährigen Kindern gefunden wird. Obwohl sie bekannt ist, unternimmt man viel zu wenig, um diese schleichende Entwicklung der Gefäßverkalkung (es dauert 10 bis 15 Jahre, bis die Gefäßverkalkung der Arterien bemerkbar wird) zu verhindern. Hauptursache für diese Verkalkung der Arterien ist ein erhöhtes Blutfett (= Cholesterin).

Erschreckend ist jedoch die Gleichgültigkeit, mit der man dieser Tatsache begegnet und viel zu wenig wird rechtzeitig dagegen unternommen.

Wir wissen z. B. auch aus Untersuchungen der Pensionsversicherungsanstalt der Arbeiter, daß bereits 10- bis 15jährige Kinder deutlich erhöhte Blutfette aufweisen. Fast 80 Prozent dieser Jugendlichen hatten über 30 Prozent erhöhte Cholesterinwerte.

Unsere Aufgabe wäre es hier – bei unseren Kindern – den Hebel anzusetzen und nicht zu warten, bis sie am Herzinfarkt oder Schlaganfall erkranken, wenn sie groß sind. Denn wir Erwachsenen sind für unsere Gesundheit und wir Eltern für die unserer Kinder verantwortlich.

Erschreckend ist auch, daß Kinder oft nicht erkannte überhöhte Blutdruckwerte haben.

Obwohl man weiß, daß der Kampf gegen die Arteriosklerose in unserer Generation verloren ist, da man bereits früher, also bei den Kindern, mit der Vorbeugung anfangen sollte, ist das Gesundheitsbe-

wußtsein zu wenig ausgeprägt. Man hat den Eindruck, daß dies nahezu verdrängt wird. Man stößt im Gegenteil derzeit meist auf taube Ohren, wenn man argumentiert, was man sich an volkswirtschaftlichem Vermögen sparen könnte, wenn man bei unseren Kindern mit einfachen Maßnahmen wie gesunde Ernährung, körperliche Aktivität, täglich einer Gefäßposition und einer Haltungsposition beginnen würde.
Es scheint mir aber so zu sein, daß es – wie so oft im Leben – erst einmal zu Katastrophen kommen muß, bevor man etwas dagegen unternimmt.
Mein Aufruf ist es daher, früher zu beginnen und das Gesundheitsbewußtsein bei unserer Zukunft, bei unseren Kindern zu wecken. Man sollte hiermit in den Schulen anfangen und hier aufklärend wirken.
Man darf meiner Ansicht nach nicht über einen Sexkoffer diskutieren, wenn man weiß, daß in Österreich jährlich 92 000 Herz-Kreislauf-Erkrankungen auftreten, daß mehr als die Hälfte davon (42 000!) an dieser Erkrankung sterben, und daß jeder zweite Mann, der das 50. Lebensjahr erreicht, in den nächsten 10 Jahren an einem Herzinfarkt sterben wird.
Warum wird so wenig dagegen unternommen, obwohl wir wissen, daß es durch einprozentige Senkung des Cholesterinspiegels gelingt, das Herzinfarktrisiko um 2 Prozent zu senken? Obwohl wir wissen, daß es der Regierung in den USA gelungen ist, durch eine großangelegte Aufklärungskampagne den Herzinfarkttod um 20 Prozent zu senken, während Österreich jährlich einen weiteren Zuwachs an Herztoten aufweist. In Amerika hingegen werden durch diese vorbeugenden Maßnahmen jährlich 100 000 (!) Menschen vor dem plötzlichen Herztod gerettet.

Warum sind wir so träge?
Warum reagieren wir auf so harte Zahlen nicht?
Warum reagiert die Öffentlichkeit nicht?

Jetzt wäre es an der Zeit umzudenken. Wir sollten nicht warten, bis es zu spät ist.
Wir sollten alles nutzen, um uns und unsere Kinder vor diesem Schicksal zu bewahren und bereits bei den Kindern mit der Umstellung der Ernährungsgewohnheiten, mit mehr körperlicher Aktivität und täglichen Gefäß- und Haltungspositionen in der Schule beginnen. 10 Minu-

ten Zeit jeden Tag könnte die Volksgesundheit bahnbrechend beeinflussen.
Nur so können wir unser höchstes Gut, unsere Gesundheit und die unserer Kinder, erhalten.

Univ.-Doz. Dr. P. Brugger
Kardiologe, Facharzt für
innere Medizin.

VOLKSGESUNDHEIT – VORSORGE

Begeistert schließe ich mich dem Aufruf von Univ.-Doz. Dr. P. Brugger an. Bestünde die Möglichkeit, daß jedes schulpflichtige Kind unter Anleitung seines Lehrers täglich in der Schule eine Haltungsposition und eine Gefäßposition üben muß, würden sich die segensreichen Wirkungen nach einem Jahr zeigen. Unsere Kinder würden nicht mehr unter Haltungsschäden und Gefäßerkrankungen leiden, wenn im vorbeugenden Sinn täglich 6 Minuten an Zeit für die Gesundheit eingeplant werden könnten.

Könnten die Menschen auch überzeugt werden, daß eine tiereiweißreiche Nahrung der Gesundheit nicht zuträglich ist, würde es viele gesunde und zufriedene Menschen geben, die keine Schmerzen leiden. Unsere Nachkommen würden dieses Wissen weitergeben und jeder, der die Segnungen dieser einfachen Gebote an sich selbst erprobt hat, wäre ein Lehrer und ein Vorbild für seine Umwelt. Jeder, der sich für eine gute Sache erfolgreich einsetzt, hat in seinem Leben etwas Sinnvolles geleistet und anderen einen Liebesdienst erwiesen.

Das vorliegende Yogalexikon soll dem Leser Freude und Interesse an seiner Gesundheit vermitteln. Es macht mich glücklich, daß ich durch Anregung meiner Schüler, die eine übersichtliche Zusammenfassung der wirksamsten Yogapositionen wünschten, dieses Buch fertigstellen konnte.

Durch die Berührung mit Yoga beginnen mehr und mehr Menschen, ihr Leben sinnvoller zu betrachten. Meine beiden Kinder und ich betrachten die Arbeit des Yogalehrens als unsere Art von Gottesverehrung. Der Schöpfer wohnt im Herzen aller Wesen. Was immer man tut, um Gott zu erfreuen, ist letzten Endes an den Gott in allen Wesen gerichtet.

Yoga findet als Segen für die Gesundheit in jeder Familie Einzug.

Yoga ist ein Wegweiser, der die Möglichkeiten von Gefäß-, Haltungs- und Nervenpositionen aufzeigt. Yoga weist darauf hin, daß körperliche Störungen nicht nur organische Ursachen haben müssen, sondern auch von erschöpften seelischen Kräften herrühren können.

Yogapositionen versuchen dem Menschen auf natürliche Weise zu helfen, das geistige und körperliche Gleichgewicht wiederherzustellen. Yoga ist keine Disziplin für einen kleinen esoterischen Kreis, jeder Mensch, der ein anstrengendes Alltagsleben zu bewältigen hat, wird aus diesem Lexikon größtmöglichen Nutzen ziehen.

Yoga von Kopf bis Fuss

Einmal im Leben wird jeder von Unwohlsein und unangenehmen Störungen in bestimmten Körperregionen heimgesucht. Um die geeignete Übung dafür leicht zu finden, habe ich den Körper in acht Bereiche aufgeteilt und mit Farben gekennzeichnet. *Kopf, Hals, Schulter, Brust, Rücken, Hüfte, Arme, Beine.* Die passende Übung für den bezeichneten Körperteil entwickelt die Muskulatur, stärkt das Knochengerüst und übt einen Einfluß auf das Nervensystem, das Verdauungssystem und die endokrinen Drüsen aus. Die gezeigten Übungen können Beschwerden vorbeugen, bessern und heilen. Aber ihr eigentlicher Wert liegt darin, im Körper Wohlbefinden hervorzurufen und das Abwehrsystem zu unterstützen.

Im Westen wird mit Yogaübungen hauptsächlich die Muskulatur in ihrer Gesamtheit weiterentwickelt, was eine starke Spannung der Muskeln bewirkt. Ohne folgende Entspannung der überbeanspruchten Muskelgruppen können Schäden an Gelenken und Sehnenscheiden entstehen. Yogaübungen bieten einen Bewegungsablauf, bei dem Muskeln und Nerven in die Bewegung einbezogen werden und auf eine Anspannung *immer eine bewußte Entspannung* folgt.

Es liegt allein am Übenden, die natürlichen Grenzen seiner Beweglichkeit und seines Wohlbefindens zu erkennen. Es darf nie auch nur der kleinste Gedanke von Wettbewerb oder der von übereilt erwünschtem Erfolg aufkommen. Yogaübungen sollten als Reinigungsübungen angesehen werden. Es heißt in der Bhagavad-gita: »Voll freudiger Gelassenheit, fest verankert im Frieden, die Gedanken allein ausgerichtet auf das höchste Wesen – so sollte der Schüler Yoga üben, mit seinem Geist mir zugewandt und nur auf mich achtend.«

Yoga fasziniert mich seit 40 Jahren. Alles, was ich lernen konnte, was ich gelesen, gehört, selbst erlebt und an vielen Schülern beobachtet habe, führt mich zu der Erkenntnis, daß wir Menschen über die Verbindung zwischen dem *Erschaffenden* und dem *Geschaffenen* noch unvorstellbar Geheimnisvolles, Unerwartetes und Phantastisches in den nächsten Jahrzehnten erfahren werden.

Wichtig ist klarzustellen, daß ich als Yogalehrer keine Ausbildung in Fachmedizin habe. Ärzte haben mir mit ihrem Können, ihrem Wissen und ihrer Anteilnahme dreimal das Leben zurückgegeben und mich ermutigt aufzuschreiben, daß mein fester Glaube und mein Einsatz mit Yoga mir meine Gesundheit zurückgegeben hat.

Es war ein bekannter österreichischer Orthopäde, Prof. Witteg, Chef des Unfallkrankenhauses in Graz, unter dessen liebevoller Anleitung ich die ersten Schritte in das Wunderland Yoga machen durfte. Er ermutigte mich, als ich 2 Jahre ein Stahlkorsett tragen mußte, leichte Atem- und Entspannungsübungen, später leichte Körperübungen an mir selbst zu erproben. Das war 1946. Ich war 16 Jahre jung.
Seit jenen Tagen sehe ich einen Menschenkörper gleich wie einen Felsen, einen Wasserfall, einen Vogel, einen Grashalm oder eine Sonnenblume. Alles, was ich sehen kann, ist für mich ein kleines einmaliges und einzigartiges Universum.
Warum ich alles so sehe? Ich kann nur eine für mich verständliche, für manch anderen aber wahrscheinlich unverständliche Antwort geben. Mein Schöpfer – ich muß sagen, daß ich darunter einfach das wunderbare Gefühl von unbeschreiblicher Geborgenheit und Geliebtsein verstehe – schenkt mir wunderbare Erlebnisse. Lichtwesen führen meine Feder, halten meinen Pinsel, helfen mir im Unterricht, lassen mich einen Vogel, eine Forelle, einen Baum und vieles andere sein.
Nur durch diese herrlichen Erlebnisgeschenke weiß ich, daß alles, was meine Sinne wahrnehmen, wie ich beseelt ist.
Wer dies erlebt, für den ist es Wahrheit. Wer darüber liest und hört, für den ist es etwas zum Lächeln oder zum Nachdenken. Am Ende dieses Jahrtausends wird das Wissen um die beseelte Natur langsam in alle Herzen einziehen. Jeder wird erkennen, daß die göttlichen Gesetze den Lebewesen wohlgesinnt sind. In der Mitte des nächsten Jahrtausends werden die ersten Lichtträger erscheinen und verkünden, daß Körper, Seele und Geist alle Macht haben, wenn Gottes Flamme im Herzen der Menschen sichtbar wird.

Im »Universum Mensch« wohnen die Wächter der Gesundheit

Der Planet Erde ist eine der vielen Zellen im Urkörper Universum. Er wird von einem Meer kosmischer Schwingungen umwirbelt, die ihn durchdringen, verändern und weiterformen, bis er im Herzen der Schöpfung erlischt, um neu gestaltet zu werden.
Jeder Mensch ist ein Universum und birgt ungezählte Sonnensysteme in sich. Wie Planeten kreisen Billionen Zellen um jede Sonne. Sie verfügen über wirkungsvolle Waffen und Wächter, Informanten und Killer, um das Universum Mensch vom Tage seines Entstehens bis zum Tage seiner Neugestaltung vor Krankheiten zu beschützen.

Der Schöpfer berührt die Sonne des Universums und die Sonnen im Universum Mensch. Er überträgt seine schöpferische Energie auf jede einzelne Sonne. Durch die enge Berührung wird ein Teil seiner Gottesenergie zu Materie, zieht sich zusammen und bildet, wenn die alten erlöschen, immer neue Planeten und Zellen.
So widerspiegeln alle Lebewesen Gottes Ebenbild in allem – lieben, verehren und achten es.
Jeder fühlt diese göttlichen Schwingungen, kann sich ihrer bedienen und göttliche Energie in sich einströmen lassen, um daraus Kraft und Ruhe zu empfangen. Diese Schwingungen ernähren die Lebensflamme in uns. Diese Flamme ist das *Mächtigste* und *Winzigste,* das durch die Stirnmitte den Menschenkörper verlassen kann. Sie kann in jede Materie Einzug halten, sie erleben und durch die Stirnmitte wieder in den Kosmos Mensch zurückschlüpfen. Natürlich kann man solche Erlebnisse nicht lernen. Solche Erlebnisse werden einem von Gott geschenkt. Sie vermitteln ein derartiges Glücksempfinden, das mit nichts auf unserer Erde zu vergleichen ist. Jemand, der dieses Empfinden durch Yoga finden darf, der sieht in der Außenwelt nicht mehr den Kampf und das Gewühl der Einzelwesen, sondern er gewinnt langsam die wahre Ruhe, wie sie nötig ist, um die großen Gesetze des Weltgeschehens zu erahnen und vielleicht dementsprechend zu handeln.

Lebensideale, die jeder achtet und befolgt, der sich für Yoga entscheidet

Der erste Schritt ist: So zu leben, daß man anderen Menschen als Beispiel für Hoffnung und Zufriedenheit dient.
Der zweite Schritt: Mit seinem Geist den Ursprung zu erfassen und sein Herz frei von allem Bösen zu halten.
Der dritte Schritt zu Yoga ist: Seine Gedanken und seinen Körper rein zu halten und in guten Taten aktiv zu sein.

Jede Yogaübung erfordert Freude an der Sache. Dazu die Bereitschaft, für kurze Zeit in Ruhe und Stille zu tauchen, um die wohltuende Wirkung jeder Übung auf den ganzen Organismus erleben zu können.
Die einfachen Übungen erfordern wenig Anstrengung und sind auch für körperlich Schwache geeignet.
Bekannt ist in erster Linie Hatha-Yoga, ein Spezialgebiet, das sich mit bestimmten Techniken befaßt, die den Menschen ein gesundes und langes Leben verschaffen. Die auf dem Wege zur Selbstverwirklichung fortgeschrittenen Yogis kümmern sich nicht um die günstige körperli-

che Wirkung des Yoga. Für sie sind das nur die ersten Schritte auf dem langen Weg zur *Wunschlosigkeit*. Sie leben an einsamen Orten und halten ihre Lehren geheim. Es gibt eine indische Geschichte darüber, wie groß die Wahrscheinlichkeit ist, solch einem weisen Lehrer zu begegnen: Tief am Grunde der Weltmeere lebt eine Schildkröte. Jahrtausendelang taucht sie nicht an die Oberfläche des Meeres. Und im Meer schaukelt ein kleiner Holzring, in dessen Öffnung genau das Maul der Schildkröte paßt. Taucht die Schildkröte dann einmal in Jahrtausenden an die Oberfläche des Meeres und schwimmt im gleichen Augenblick der Holzring so über ihr, daß sie im Auftauchen mit ihrem Maul in den Ring gleitet – so groß ist die Möglichkeit, einem weisen Lehrer zu begegnen.

Hatha-Yoga ist die älteste Bewegungslehre der Menschheitsgeschichte, die sich bis heute nicht geändert hat. Yogaübungen entspannen nicht nur, sie beeinflussen auch das Netzwerk der zarten Wechselwirkungen von Nerven-, Hormon- und Immunsystem sehr günstig. Yoga-Entspannungsübungen erhöhen die Zahl der Immunzellen.

Die älteste Darstellung von Menschen, die körperliche Yogaübungen ausführen, sind im Industal in Mohenjo daro auf beschrifteten Steintafeln gefunden worden. Sie entstanden etwa 2500 v. Chr., konnten aber bis heute nicht entziffert werden.

Die erstmalige Erwähnung von Yoga findet sich in den *Veden* (wörtlich: Wissen, Kenntnis), welche die einzigen wirklichen alten Schriftquellen unserer Ahnen sind. Diese Schriften enthielten ursprünglich die Geschichte unserer Ahnen vor der Sintflut. Der Komplex der Veden umfaßt vier Teile. Nur der Rigveda ist tatsächlich sehr alt, er berichtet über die Weltentstehungslehre, über den Kult der Arier, über die Dame (dam), Gegenstand der Verehrung bei allen Völkern, und eine Mythologie, die den meisten europäischen Legenden, Fabeln und Sagen als Vorbild gedient hat.

Die Veden sind in Sanskrit, der Ursprache der indoeuropäischen Sprachenfamilie, geschrieben. Die ersten Yogis waren eine Gruppe von Mystikern und Gelehrten, die sich für die Beziehung zwischen dem sterblichen Menschen und der unsterblichen Seele interessierten. Jahrhundertelang suchten sie nach Methoden, um Körper und Geist während des irdischen Lebens zu einer Einheit zu verschmelzen. Es entstanden Übungen, die der Gesunderhaltung des Körpers und Geistes dienten. Das Ergebnis dieser Forschung nannte man Yoga, das wörtlich Vereinigung bedeutet. Vereinigung zwischen dem persönlichen und göttlichen Bewußtsein, zwischen dem endlichen Menschen und seinem ewigen Geist, zwischen seinem Selbst und seiner Umwelt. Das vedische Gedankengut enthält jede erdenkliche religiöse Empfindung und die erhabene Sittenlehre, die man in jeder großen Dichtung findet.

Yoga – Positionen und Bewegungen

Yogapositionen, in denen man bewegungslos verharrt, sind verstärkte Positionen (Mudra). Sie entspannen zuerst den Geist, und als Folge davon den Körper. Sie beruhen auf einem Verschließen der Sinne, einem Sichabwenden von der äußeren Welt.

Dem Geist wird die Möglichkeit gegeben, ein totales Abgeschnittensein von dem, was eine krankmachende Umwelt sein kann, zu erleben. Durch jede Yogaposition, in der der Schüler regungslos verharrt und seinen Sinn zum Höchsten hinrichtet, können Unpäßlichkeiten wie psychosomatische Leiden (Schlaflosigkeit, Kreuzschmerzen, Gefäßkrämpfe, erhöhter Blutdruck) erfolgreich abgewehrt werden.

Es ist kaum vermeidbar, daß aus einer spannungsgeladenen Umwelt gedankliche Ängste und Spannungen in uns einfließen und Erschöpfungszustände und Nervenschwäche auslösen. Es besteht aber für jeden die Möglichkeit, etwas dagegen zu tun.

Lebendige und temperamentvolle Schüler werden sich eher eine *Yogaposition, bei der man sich bewegt,* aussuchen.

Yogapositionen, in denen man bewegungslos verharrt, sind anfangs 15 Atemzüge lang auszuführen. Man übt sie im allgemeinen nur einmal am Tag.

Yogapositionen, bei denen man sich bewegt, sind immer nach den angegebenen Bewegungsabläufen auszuführen. Man übt sie ebenfalls im allgemeinen nur einmal am Tag.

Um Erfolg zu haben, muß der Schüler sich einen 6-Wochen-Plan anlegen. Er nimmt sich eine oder zwei Positionen. Z. B., er möchte seine Sehkraft verbessern, Position »Verbesserung der Sehkraft« und Position »Kerze Nr. 3«. Bei Kreuzschmerzen wird der Schüler sich nur eine Yogaposition aussuchen, z. B. den »Winkel«.

Bei Kurzsichtigkeit wird sich der Erfolg nach 6 Monaten einstellen, bei Kreuzschmerzen kann der Schüler nach 6 Wochen ohne Beschwerden sein.

Entsprechend der Yogalehre, ist es ohne Yogapositionen (Asana) nicht möglich, seine Gesundheit zu bessern und sich nachhaltig vor Krankheiten zu schützen. Auch der Zustand vollkommener Wunschlosigkeit (Yogatrance) ist ohne sie nicht erreichbar.
Ein Schüler beherrscht eine Yogaposition dann, wenn er in ihr vollkommen ruhig und entspannt verweilen kann.
Anfangs übt man Yogapositionen 15 Atemzüge lang (Ein- und Ausatmen ist ein Atemzug). Später steigert man die Zeit langsam, denn in der Zeitdauer liegt der Erfolg der ans Wunderbare grenzenden Yogapositionen. Bitte beachten: Yogapositionen üben, wenn man 3 Stunden vorher nichts gegessen oder getrunken hat.

Führende Yogapositionen,
die für den Schüler leicht erlernbar sind:
Gesegnete Stellung, Winkel, Diamantsitz, Savasana (Leichenlage), Kerze, Vorwärtsbeugung, Palme, Verbesserung der Sehkraft.

Asana
heißt, in einer entspannten Art bewegungslos zu sitzen oder zu stehen. Der Schüler atmet normal durch die Nase.

Vollkommenheit
einer Position wird *nur durch Vermeidung* jeder Anstrengung erreicht. Der Geist muß in dieser Zeitspanne auf das *Unendliche* gerichtet sein. Voller *Hingabe* und in Abwesenheit von allen nach außen gerichteten Bewegungen verharrt der Schüler in der erwählten Körperposition.

Nach der Wohltat einer Yogaposition wird der Körper Anstrengungen widerstehen und sein Abwehrsystem wird jeder Anforderung gerecht werden. Der Schüler hat in der Stille und Leere in seinem Inneren sein Lebenslicht genährt und gestärkt.

Atem-Beherrschung (Pranayama)
Der Atem hat eine tiefe Wirkung auf die Beziehung zwischen Körper und Geist. Der Atemzyklus gilt im Yoga als eine Hauptverbindung zwischen der körperlichen und geistigen Tätigkeit des Menschen. Gleichmäßiges, ruhiges Atmen signalisiert dem Unbewußten Ruhe und Friede.
Schüler bestätigen nach einiger Zeit (etwa 8 Wochen), in der sie regelmäßig Yogapositionen ausführen, daß ihre Reaktionen in allen Lebenslagen gelassener und bedachter werden.

Ruhe breitet sich in ihnen und ihrer Umwelt aus und wird als angenehmes Gefühl beschrieben.

Prana

heißt Lebenskraft. Yogis meinen, daß der Atem dem Körper nicht nur Sauerstoff, sondern auch Lebenskraft (Prana) zuführt. Durch regelmäßige Yogapositionen wird der Geist dazu gebracht, bewußt durch den Körper zu fließen. Das geschieht, wenn der Schüler im Zustand der Stille und des Friedens während der Position verharrt.
Wie das Blut Träger des Sauerstoffs ist, ist der Geist Träger der Lebenskraft. Das ist das Geheimnis der segensreichen Yogapositionen, die verjüngende und wiederbelebende Wirkung haben.

Lebenskraft

ist das Bindeglied zwischen dem unsichtbaren geistigen Körper (Diamantkörper) und dem sichtbaren leiblichen Körper. Wenn sich die Lebenskraft vom leiblichen sichtbaren Körper trennt, gleitet der Diamantkörper aus dem materiellen Körper.
Der Schüler, der regelmäßig Yogapositionen übt, speichert durch regelmäßige Atembeherrschung einen Überfluß an Lebensenergie, wie eine Batterie Elektrizität aufspeichert. Jeder, der eine große Menge Lebenskraft aufgespeichert hat, strahlt wie ein Kraftwerk Stärke und Lebenskraft aus. Kommt man mit solchen Menschen zusammen, nimmt man unbewußt Lebenskraft, Stärke, Zuversicht, heiteren Sinn und Tatkraft von ihnen auf.

Wie Wasser von einem Becher in einen anderen strömt, so strömt Lebenskraft von einem gütigen Menschen zu einem anderen. Der Schüler wendet seine Aufmerksamkeit Gleichgesinnten zu. Er fühlt, daß das Wesen der Lebenskraft Wahrheit und Reinheit ist.

In der Gita (älteste Schrift der Menschheitsgeschichte) erzählt man von Kriya-Yoga. Kriya-Yoga lehrt die Vereinigung mit dem Unendlichen durch eine bestimmte Handlung (gute Werke der Liebe) oder einen bestimmten feierlichen religiösen Brauch (Kriya). Dazu gehören die geheiligten Yogapositionen, vor deren unvorstellbaren Segnungen meine Schüler sich in Dankbarkeit und Liebe neigen. Mein Dank gehört jeder einzelnen mir bekannten Yogaposition, denn dank dieser Positionen haben Schüler ihre Schmerzen und Ängste abgelegt und ihre natürliche Heiterkeit wiedererlangt.
Viele Schüler haben einige ihrer Wünsche der Zufriedenheit geopfert, ohne auch nur einem Wunsch nachzutrauern.

Und es heißt: Wenn die Menschen sich nicht mehr mit ihrem Geist und ihrem Körper gleichsetzen werden, sondern nur noch mit ihrer Seele, können sie schon auf dieser Welt Wunschlosigkeit erlangen. Solange die Menschheit nicht mit der Natur in Einklang leben kann, geschweige denn mit ihrer Seele in Einklang ist, führt sie ein Leben, in dem sie den *körperlichen* und *geistigen* Gesetzen zuwiderhandelt.

GESUNDHEITLICHE PROBLEME

Das Notwendigste sollte der Schüler über seine persönlichen Probleme wissen. Er wird immer Erfolg haben, wenn er sich bedingungslos dafür einsetzt.

Rheumatismus
ist die Allgemeinbezeichnung für verschiedene Erkrankungen des Bewegungsapparates.
Der *Bewegungsapparat* besteht aus Knorpeln, Knochen, Muskeln, Sehnen, Gelenken und Bändern. Ständige Belastung und Entlastung durch richtige Bewegung sind Voraussetzung, daß er gesund und funktionstüchtig bleibt.

Weichteilrheumatismus
Seine häufigste Ursache ist Überbelastung. Eine Erkältung, kalter Luftzug auf schweißnasser Haut, Sitzen im Freien bei kühlem Wetter, offenes Fenster im Auto (Autofahrerschulter), langes Bad in kaltem Wasser können solche Überbelastung auslösen. Ein Trost. Wenn die Schmerzen auch noch so unangenehm sind, gefährlich sind sie nicht. Entspannung und Yogapositionen ohne Anstrengung bringen nach 6 Wochen Besserung oder Beschwerdefreiheit, wenn der Schüler die Anweisungen befolgt.

Arthritis
ist entzündlicher Gelenkrheumatismus. Die chronische Polyarthritis ist die häufigste rheumatische Erkrankung der Gelenke. Ihre Ursache ist noch unbekannt. Bewegung ohne Anstrengung (kein Leistungssport) ist die einzige Hilfe, die zur Besserung und Beschwerdefreiheit verhilft. Der Schüler muß sich genau an die Anweisung halten. Yogapositionen.

Arthrose
ist degenerativer Gelenkrheumatismus. Eine Gelenkerkrankung, die nicht durch Entzündung, sondern durch Überbelastung des Knorpels verursacht wird. Betroffen sind: Hüfte, Kniegelenke, Fingergelenke, Handgelenke. Bewegung ohne Anstrengung (kein Leistungssport) ist die einzige Hilfe, die zur Besserung und Beschwerdefreiheit verhilft. Schonung und Nichtbeanspruchung der kranken Gelenke führt unweigerlich zur Verschlechterung. Yogapositionen.

Wirbelsäule
Entzündliche Wirbelsäulenversteifung (Spondylitis) kann durch regelmäßige Bewegungsübungen, Yogapositionen, am Fortschreiten gehindert werden. Verkrümmungen sind dadurch voll vermeidbar. Skoliose, eine seitliche Verbiegung der Wirbelsäule, wird mit Yogapositionen (Winkel) wirksam gebessert und aufgehalten und zählt nicht zu den rheumatischen Erkrankungen. Ebenso zählt der jugendliche Rundrücken nicht dazu, für dessen Begradigung Yogapositionen, wie z. B. der Winkel, unerläßliche Pflicht sind. Jedes Land hat die Verpflichtung, zur Vermeidung solch unnötiger Volksbeschwerden Vorsorge zu treffen.

Ischias
auch Hexenschuß oder Lumbago genannt, entsteht durch abgenützte Bandscheiben. Eine Bandscheibe selbst schmerzt nicht. Schmerzen entstehen, sobald eine Bandscheibe abgenützt ist und dadurch Nerven aus der näheren Umgebung gereizt und sogar geschädigt werden. Eine Bandscheibe verliert dann ihre Elastizität, wenn sie geschont wird. Bewegungsmangel läßt jede Bandscheibe verhungern. Yogapositionen, regelmäßig 6 Wochen lang ausgeführt, bringen Besserung und Beschwerdefreiheit. Aber auch dann müssen die Yogapositionen weitergeübt werden, sonst darf eine dauernde Beschwerdefreiheit nicht erwartet werden.

Gicht
ist eine Stoffwechselerkrankung. Das Wichtigste, um beschwerdefrei zu werden, ist Gewichtsabnahme bis zum Idealgewicht. Kein Gichtgeplagter darf auf Yogapositionen verzichten. Yogapositionen ohne jede Anstrengung sind mit streng eingehaltener richtiger Ernährung die einzige Garantie, gesund zu werden. Überhaupt kein Fleisch, Fisch, Wurstwaren usw. Kein Schwarzbrot, besser Toast und Weißbrot. Pro Tag 3 Liter klares Wasser, Tee kalt oder warm, Mineralwasser ohne

Kohlensäure trinken. Kein Alkohol. Wenig Milch. Quark, magerer Käse sind erlaubt. Hülsenfrüchte, Spargel und Spinat verboten. Es bleibt genug zum Essen: alle Körner, Reis, Kartoffeln, Nudeln, Polenta, alle Gemüse und jedes Obst, Salate mit kaltgepreßten Ölen, Marmeladen, Kuchen.

Zur Information über die Blutfette (Cholesterin)
Cholesterin ist für unseren Körper sehr nützlich, da aus ihm zahlreiche Hormone (= Botenstoffe) entstehen, wie z. B. das entzündungshemmende Cortison oder die Geschlechtshormone Östrogen und Testosteron. Der einzige Nachteil beim Cholesterin besteht darin, daß es sich ab einer gewissen Höhe (ab 200 mg/dl) an den Gefäßwänden ablagern kann und so zur Gefäßverkalkung, der sogenannten Arteriosklerose, führt. Daraus kann ein Herzinfarkt oder ein Schlaganfall entstehen. Neben dem Cholesterin gibt es ein sogenanntes »gutes Cholesterin«, das man als HDL bezeichnet. Es sollte über 35 mg/dl betragen. Zusätzlich gibt es auch ein sogenanntes »schlechtes Cholesterin«, das LDL (Normalwert unter 180 mg/dl).
Das Besondere daran ist, daß das gute Cholesterin (HDL) das böse Cholesterin (LDL) wieder aus der Gefäßwand herauslösen kann und in die Leber transportiert, wo es abgebaut wird und damit unschädlich gemacht wird.

Was jeder wissen muß
ist, daß der Cholesterinwert allein noch nichts über die Gefährdung aussagt, da das HDL in diesem Wert mitenthalten ist.
Wenn jemand einen Cholesterinwert von 300 hat, dann muß auch das HDL mitbestimmt werden, da z. B. ein hohes HDL von 90 in diesen 300 mitenthalten ist und vom Gesamtwert abgezogen werden muß. Es bleibt somit in diesem Fall ein tatsächlicher Cholesterinwert von lediglich 210, wobei dieser Wert nicht als schädlich anzusehen ist und auch nicht behandelt werden muß.

KÖRPER UND SEELE REINHALTEN

Die Gefährlichkeit der Umweltverschmutzung ist erkannt, sichtbar und vielleicht auch meßbar. Die Innenweltverschmutzung unserer Seele ist ebenfalls erkennbar an vielen psychosomatischen Beschwerden wie Asthma, Bronchitis, Hautunreinheiten und Depressionen. Ein verschmutzter Körper läßt sein Unbehagen über den gestörten Stoffwechsel erkennen. Die komplizierten Zusammenhänge dieser maßgebenden Umstände waren den Yogis seit Tausenden von Jahren bekannt. Sie empfahlen, Körper, Geist und Seele rein zu halten.

Ernährung des Körpers (nicht erlaubt):
Wurstwaren, Fleisch, fetter Käse (über 30 Prozent Fettgehalt), Schalentiere, tierisches Fett, Eier, Butter, Innereien. Kein oder wenig Salz. Wenn tierisches Eiweiß sein muß, bitte auf Hammelfleisch, Huhn, Seezunge, Kabeljau, Makrele und Rotbarsch umstellen.

Der Yogi ißt, um rein zu bleiben (erlaubt):
Alle natürlichen Nahrungsmittel wie alle Getreidesorten, alle Samen wie Nüsse, Mandeln usw. Alle Gemüse, roh und schonend gekocht, alles Obst, kaltgepreßte Pflanzenöle und Streichfette wie Pflanzenmargarine. Alle Gewürze aus der Pflanzenwelt und kein oder sehr wenig Salz. Mit Zucker wird sparsam umgegangen, oder man verwendet sparsam Honig. Magere Milchprodukte, wenig Eier. Diese Ernährung ist heute wieder hochaktuell, denn sie schützt vor Bluthochdruck, erhöhten Cholesterinwerten, Übergewicht, Infarkt, Schlaganfall und Arteriosklerose.

Ernährung der Seele
Das einfachste und schwerste Rezept ist, Wunschlosigkeit zu erlangen, womit der Schüler Zufriedenheit und Seelenfrieden findet. Der Schüler führt ein arbeitsreiches Leben, das ihm lebensnotwendigen Streß vermittelt. Ein gesunder, natürlicher Streß ist etwas, das auf unseren Körper, unsere Seele und unseren Geist einwirkt. Glück, Angst, Liebe, Trauer, Freude, Ärger, Arbeit, Reisen, sind nur Sinneseindrücke, die auf unseren Körper, die Seele und den Geist einwirken. Zufriedenheit und Wunschlosigkeit schließen krankmachenden Streß wie Haß, Neid, Mißgunst, Habgier, Machtstreben, Egoismus in jeder Form aus. Yogapositionen sind zur Abwehr der Innenweltverschmutzung mit Erfolg anzuwenden.

Praktische Hinweise

Der Schüler soll vor Beginn einer Yogaposition seinen Darm entleert haben.
Drei Stunden vorher sollte er nicht getrunken oder gegessen haben.
Ein Bad vor der Yogaposition ist angenehm. Nachher sollte man nicht sofort baden.
Die Kleidung muß leicht und sehr bequem sein. Es wird kein BH getragen.
Geübt wird am Boden auf einer zusammengelegten Decke und immer nur barfuß.
Der Raum soll gut gelüftet und angenehm warm sein, im Sommer bei offenem Fenster (keine Zugluft).
Wenn es möglich ist, sollte man seine Yogaposition alleine und in einer ruhigen Umgebung ausführen. Der Schüler sollte sich auf diese kurze Zeit freuen.
Geatmet wird immer durch die Nase, außer es ist eine andere Art der Atmung vorgeschrieben.
Segensreich ist eine Yogaposition dann, wenn der Schüler imstande ist, sich vollkommen zu entspannen, während er übt. Niemals darf *Erfolgsdenken* oder *Wettbewerbsgefühl* aufkommen. Der Übende soll sich fühlen wie eine Blume, die sich im kosmischen Licht wohlig wärmt und entspannt. Eine Blüte, die aus dem Kosmos Energie aufnimmt und ihr Selbst zum Leuchten und Strahlen bringt.

Es liegt nun an der Hingabe, die ein Schüler seinem Geist und Körper gönnt, während er übt. Seine Hingabe verstärkt die segnenden und heilenden Wirkungen jeder einzelnen Yogaposition.

Der verbreitete Glaube, daß Yoga etwas für Auserwählte sei, ist ein Irrglaube. Jeder Schüler, der seinem Körper Wohlbefinden vermitteln kann, während er übt, versteht mehr von Yogapositionen, als jemand, der sich rühmt, viele und komplizierte Yogapositionen zu beherrschen.

Wie lange man eine Yogaposition bewegungslos und in sich gekehrt üben kann, hängt vom Gesundheitszustand des einzelnen ab. Beginnen wird jeder Schüler, der eine Yogaposition, in der man *bewegungslos verharrt,* wählt, mit 30 Sekunden. Die Zeitspanne wird langsam gesteigert. Jede *Anstrengung* muß vermieden werden.

Wie hat der Schüler Erfolg?

Wenn der Schüler gesundheitliche Probleme beseitigen möchte, dann muß er sich darüber im klaren sein, daß er 6 Wochen lang täglich sein Programm üben muß.
Wunder brauchen Zeit. Bei Augenerkrankungen braucht der Schüler 6 Monate, bis sich der erste Erfolg abzeichnet. Bei Haltungsschäden merkt der Schüler nach 8 Wochen Veränderungen an seinem Körper.

Normalerweise tritt nach 6 Wochen Besserung oder vollkommene Beschwerdefreiheit ein, wenn der Schüler *täglich* seine gewählte Position geübt hat.
Wird an einem Tag das Programm nicht durchgeführt, zählt das 5 verlorene Tage.
Das heißt, 3 Tage keine Yogaposition ausgeübt, zählt 3×5 Tage. Es müssen dann 15 Tage zu den 6 Wochen dazugerechnet werden. Die Besserung verzögert sich um diese 15 Tage.

Diese Behauptung beruht auf meiner langjährigen Erfahrung mit Tausenden von Schülern. Noch nie ist ein Schüler enttäuscht worden, wenn er sein Programm 6 Wochen ohne Verzögerung durchgeführt hat. Schüler sind ohne Ausnahme nach 6 Wochen beschwerdefrei und erfreuen sich dank ihres persönlichen Einsatzes an einem lebenswerten Dasein ohne Schmerzen.

Zeiteinteilung für Yogapositionen
Die Zeiteinteilung für einzelne Übungen wird in den Kursen mit Atemzügen gemessen. Eine Atmung durch die Nase (Einatmen – Ausatmen) zählt als 1 Atemzug. Abgekürzt als AZ.
Zum Beispiel:

 15 AZ = ½ Minute
 30 AZ = 1 Minute
 45 AZ = 1½ Minuten
 60 AZ = 2 Minuten
 90 AZ = 3 Minuten
120 AZ = 4 Minuten
150 AZ = 5 Minuten

Alle Yogapositionen sind mit Zeitangabe und Bewegungsabläufen versehen. Bitte unbedingt beachten.

Als Beispiel:
So sollte jede Woche der Plan aussehen:
6-Wochen-Plan gegen Rücken-Schulter-Schmerzen.

1. Woche	Vor dem Frühstück		Vor dem Schlafengehen	
Montag	Winkel jede Seite 15 Atemzüge	×	Winkel j. S. 15 AZ Palme Nr. 2 j. S. 15 AZ	× ×
Dienstag	Winkel j. S. 15 AZ	×	Winkel 15 AZ Palme 15 AZ	× ×
Mittwoch	Winkel j. S. 18 AZ	×	Winkel 18 AZ Palme 16 AZ	× ×
Donnerstag	Winkel j. S. 18 AZ	×	Winkel 18 AZ Palme 17 AZ	× ×
Freitag	Winkel j. S. 20 AZ	×	Winkel 20 AZ Palme 18 AZ	× ×
Samstag	Winkel j. S. 20 AZ	×	Winkel 20 AZ Palme 19 AZ	× ×
Sonntag	Winkel j. S. 22 AZ	×	Winkel 22 AZ Palme 20 AZ	× ×

Anmerkungen:

1. Tag – Hatte heute viel Ärger – starke Schulterschmerzen

2. Tag – Muskelkater im Rücken

3. Tag – Merke, daß ich lockerer bin

4. Tag – Starke Schmerzen – habe mich geärgert

5. Tag – Atmung geht leichter. Durchblutung stärker fühlbar

6. Tag – Habe herrlich geschlafen. Schmerzfrei

7. Tag – Schmerzfrei, gehe viel aufgerichteter

Viel Erfolg: Dein Lehrer

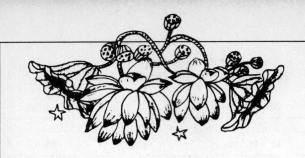

Baum
Bär
Diamantsitz
Ganzheitsstellung
Gebet
Gehörübung
Gefäßübung
Gruß an die Sonne Nr. 1
Gruß an die Sonne Nr. 2
Gruß an die Sonne Nr. 3
Heldenpose
Kiebitz
Kopfstand
Leichte Stellung
Ohrpresse
Savasana
Stellung des Herrn der Tänzer
Stellung des Herrn der Tänzer
Vorwärtsbeuge
Verbesserung der Sehkraft
Verjüngung der Wangen

KOPF

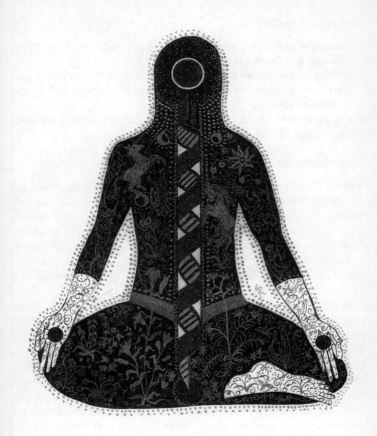

AUGEN

Körperposition:

1. Stehe mit geschlossenen Füßen. Lege die Hände vor deine Füße, mit den Fingern auf den Boden.
2. Verlagere dein ganzes Gewicht auf die Handflächen und Zehen und verharre in dieser Position 15 Atemzüge lang. Später auf 30–60 Atemzüge steigern.

Die Position wird einmal, höchstens zweimal am Tag geübt. Zusätzlich für die Augen die Position »Verbesserung der Augen.«

Unterstützende Maßnahmen:

Wenn ich nicht von meiner Tochter wüßte (sie hat 13 Dioptrien auf 3½ heruntergebracht), daß eine Verbesserung in diesem Ausmaß möglich ist, würde ich es selbst nicht glauben. Dr. Rych, Augenarzt in Innsbruck in Tirol, kann diese Aussage bestätigen. Meine Tochter übt täglich den »Skorpion« und die »Verbesserung der Augen«, und das je 5 Minuten lang.

Der Baum führt zu segensreichen Veränderungen im Bereich der oberen Atemwege, bei Asthma und Bronchitis.

Augenarzt fragen, ob Möglichkeit besteht, Linsen zu tragen. Nicht verzweifeln, wenn Umstellung auf Linsen anfangs wochenlang unangenehm und schmerzhaft ist.

Täglich 5 Minuten »Verbesserung der Augen« und 5 Minuten »Baum« oder Kerze, Kopfstand, Skorpion üben. Erfolge nicht unter 6 Monaten erwarten. Erfolg stellt sich nur ein, wenn wirklich jeden Tag 10 Minuten geübt wird. Wunder brauchen Zeit. Aber jeder, der Erfolg hat, weiß, was es heißt, mit jedem Monat ein wenig besser zu sehen. Und vielleicht einmal die Linsen oder Brille weglegen zu dürfen.

Nützliche Wirkung: Durch den Baum werden Schulter, Hände, Arme gestärkt, Asthma gelindert und geheilt, Gehirn und Herz gestärkt.

BAUM (verboten bei erhöhtem Blutdruck)

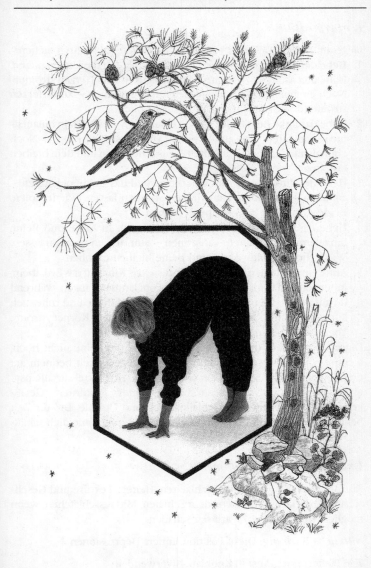

BLUTDRUCK ERHÖHT

Körperposition:

Liege am Boden. Laß dich von der Schwerkraft nach unten ziehen.
1. Hebe den rechten Arm. Atme den Arm hinauf in die Fingerspitzen. Halte den Atem an. Atme aus und laß das Blut zum Herzen strömen. Noch einmal: hinaufatmen – anhalten – ausatmen – zum Herzen strömen lassen. Der rechte Arm bleibt oben.
2. Hebe das linke Bein (oder winkle es an). In Arm und Bein hinaufatmen – anhalten – ausatmen – zum Herzen strömen lassen. Noch einmal: hinaufatmen – anhalten – ausatmen. Arm und Bein bleiben erhoben.
3. Hebe den linken Arm. In beide Arme und das Bein hochatmen – anhalten – ausatmen, zum Herzen strömen lassen. Wiederholen. Beide Arme und Bein bleiben erhoben.
4. Hebe das rechte Bein (oder winkle es an). In Arme und Beine hinaufatmen – anhalten – ausatmen – zum Herzen strömen lassen. Wiederholen. Beide Arme und Beine bleiben erhoben.
5. Atme ein. Halte den Atem an und presse das Kinn auf das Brustbein, indem du den Kopf hebst. Lasse den Kopf langsam sinken, während du ausatmest. Dann senke langsam Arme und Beine und ruhe dich kurz aus. Fühle, wie die Wärme durch deinen Körper strömt. Yogaposition einmal üben. 5–15 Minuten.

Diese Übung dient der Entspannung. Strecke die Beine nicht hoch, wenn es dich anstrengt, sondern stelle sie angewinkelt bequem auf den Boden. Diese Übung ist ein wunderbares Heilmittel für alle psychosomatischen Beschwerden wie erhöhter Blutdruck, Gefäßkrämpfe, Nervenschwäche, Schlaflosigkeit und Unruhe. Laß dir Zeit bei dieser Übung. Atme ruhig und gleichmäßig und fühle dich schläfrig, während du übst.

Unterstützende Maßnahmen:

Salzlose Kost. Kleine leichte Mahlzeiten. Heitere Lektüre und Gesellschaft. Keine Gruselfilme vor dem Schlafen. Mittagsschläfchen, wenn möglich. Alkohol und Zigaretten schaden.

Nützliche Wirkung: Diese Position lindert Depressionen.

Tee: Pfefferminze, Mistel, Knoblauch verwenden.

Bär

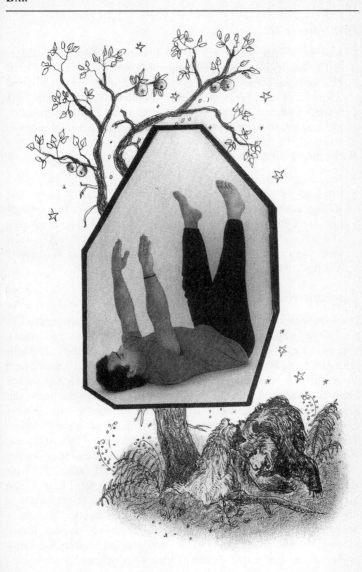

Abwehrsystem

Körperposition Nr. 1:

1. Knie am Boden. Setze dich auf die Fersen. Die Zehen sind aufgestellt. Geschlossene Hände liegen am Oberschenkel.
2. Du sitzt vollkommen bewegungslos. Schließe die Augen und träume von der allgegenwärtigen Schönheit der Schöpfung. Sitze solange es dir vollkommen bewegungslos und entspannt möglich ist. Anfangs 30 Atemzüge – 60 Atemzüge. Später 3–5 Minuten.

Körperposition Nr. 2:

1. Knie wie vorher am Boden. Lege die großen Zehen zusammen, der Rist liegt jetzt am Boden auf. In dieser bequemeren Stellung sitze, solange es dir möglich ist. Später unbedingt 5 Minuten bewegungslos sitzen. Rumpf und Nacken gerade halten. Schließe die Augen und träume vor dich hin. Reise in Gedanken durch Indien, dem Land, dem wir diese wunderbar heilsamen Übungen verdanken. Anfangs 5 Minuten, später 10–15 Minuten.

Unterstützende Maßnahmen:

Das Abwehrsystem ist so vielfältig, daß es für uns unbegreifbar in seiner magischen Kraft ist. Der Diamantsitz gehört zu den heiligen segensreichen Positionen, die jede Mißbildung der Füße nach täglicher Ausübung bessert. Er hilft, nach den Mahlzeiten 5 Minuten lang ausgeführt, die Mahlzeit schnell zu verdauen. Man fühlt sofort nach 5 Minuten, wie das Völlegefühl verschwindet. Er kräftigt die Beine, die Knochen und Nervenkanäle, durch welche die Lebensenergie strömt (Prana). Besondere Wirkung zeigt er vorbeugend bei Osteoporose. Vermeide unbedingt fette und energiereiche Nahrung (Wurst, Speck, Innereien, überhaupt tierische Fette, Eier, Gans, Ente, Mayonnaise, Rahm, Käse über 35 Prozent Fett, fette Suppen). Ernähre dich von Gemüse, Vollkornprodukten, Nudeln, Reis, Kartoffeln, Obst, Tees, Malzkaffee und reduziere Übergewicht. Meide Ärger, Streß, Rauchen, Alkohol, denn all dieses erhöht den Cholesterinspiegel. Am Tag sollten höchstens 2000 Kalorien mit Nahrung aufgenommen werden. Mineralwasser ohne Kohlensäure und viel klares Wasser trinken. Kalte und heiße Kräutertees jedem anderen Getränk vorziehen. Nie zuckern.

Diamantsitz

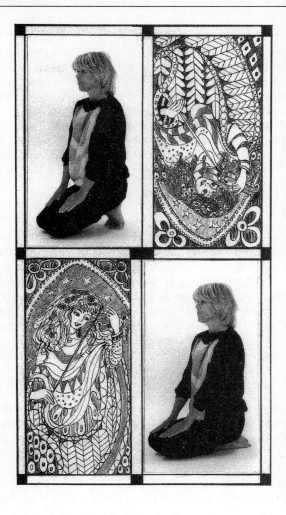

HAUT

Körperposition:

1. Liege auf dem Rücken. Hebe die gestreckten Beine über den Kopf. Berühre mit den Zehen den Boden.
2. Strecke die Arme nach hinten. Verweile in dieser Position, solange es dir angenehm und möglich ist. Beachte, daß diese Übung sehr langsam und vorsichtig geübt wird. 15–60 Atemzüge.
3. Nach dieser Übung sollte das »Kamel« geübt werden.

Diese Übung wird nur einmal geübt. Versuche langsam die Zeit zu steigern, womit die Wirkung dieser wunderbaren Übung gesteigert wird. Niemals ruckartige Bewegungen. Langsam und harmonisch bewegen. 1–5 Minuten.

Unterstützende Maßnahmen:

Die Haut als größtes Organ des Körpers schützt den Körper vor schädlichen Einflüssen der Umwelt. Die Haut ist mit salzigem Schweiß und saurem öligen Talg durchtränkt. Sie stößt kleinste Eindringlinge ab. Auf Druck, Hitze und Kälte reagiert die sich ständig erneuernde Haut mit Informationen, die sie an das Gehirn weitergibt. Sonnenbäder schaden, die Haut wird ebenso geschädigt wie das Immunsystem. Extrem hohe Mengen ultravioletter Strahlen beeinträchtigen die Warnfunktion des Schutzorganes Haut. Bei Sonnenbrand frischen Zitronensaft auf die Haut. Bei Hauterkrankungen mit warmem, abgekochtem Eichenrindentee waschen. Mit Seife, Cremen, Duftstoffen sparsam umgehen oder weglassen.

Nützliche Wirkung: Kreislauf und Abwehrsystem werden gestärkt. Übergewicht wird verringert. Wallungen in den Wechseljahren gelindert, hält den Alterungsprozeß auf.

GANZHEITSSTELLUNG NR. 1 (verboten bei überhöhtem Blutdruck)

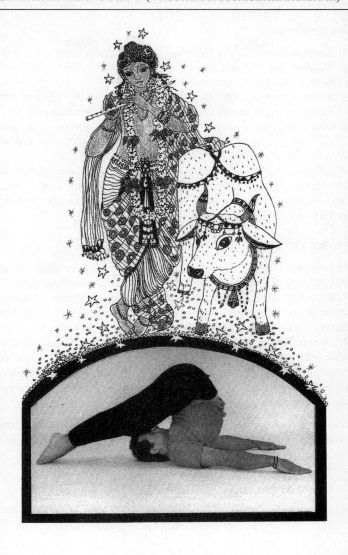

Depression

Körperposition:

1. Bewegungslos mit geschlossenen Füßen stehen.
2. Handflächen wie im Gebet aneinanderlegen. Daumen am Brustbein. Unterarme gegen Oberkörper pressen.
3. Konzentriere dich auf das höchste Prinzip und lasse Frieden in dich einströmen, bis er ein Lächeln über deine Lippen zaubert.
4. Wenn dich Friede und Ruhe durchströmt, lockere die Arme und verharre, solange du kannst, in dieser entspannenden Körperposition. Anfangs 5 Minuten. Später bis zu 10 Minuten.

Die Übung wird einmal ausgeführt. Sie ist ein unfehlbares Mittel, die Verbindung mit dem innersten ausgeglichenen Selbst, das in dir ruht, herzustellen. Mit dieser Übung erlangt der Schüler absoluten Frieden und Ruhe. (Übung auch sitzend üben.)

Unterstützende Maßnahmen:

Depression äußert sich in Niedergeschlagenheit, Lustlosigkeit, Interesselosigkeit, Reizbarkeit, Kontaktarmut, Antriebsarmut und schließlich in Schlaf-, Appetit-, Verdauungs- und Kreislaufstörungen. Yogaposition gegen Blähungen, Kreuz- und Nackenschmerzen. Nach dem Duschen Arme und Knie kalt abduschen. Rechts beginnen, Dauer 30 Sekunden. Wassertreten in der Badewanne vor dem Schlafengehen. Knöchelhoch kaltes Wasser. 20–60 Sekunden, später 90 Sekunden hin- und herwandern. Viel Bewegung und passende Yogaposition. Viel Spazieren. Vitaminreiche Diät, Gemüse, Obst, Vollkorn. 1 Stunde vor dem Schlafengehen Milch-Haferflocken-Brei mit Honig.

Nützliche Wirkung: Diese Übung erhöht ungemein die Konzentrationskraft und sorgt für Entspannung (stehend oder sitzend). Durch die ruhige Atmung wird das Abwehrsystem gestärkt.

Tee: Johanniskraut, Baldrian, Thymian.

GEBET (Entspannungsübung)

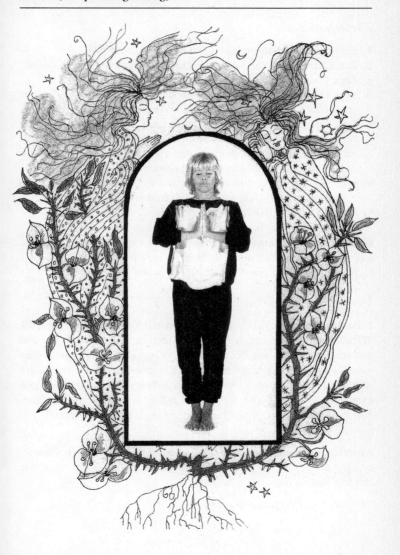

OHREN

Körperposition:

1. Steh aufrecht mit geschlossenen Füßen.
2. Schließ beide Ohren, indem du deine Daumen in die Ohren steckst.
3. Lege leicht die Zeigefinger auf die Augenlider.
4. Lege leicht die Mittelfinger auf die Nasenflügel.
5. Lege leicht die Ringfinger auf die Oberlippe.
6. Lege leicht die kleinen Finger unter die Unterlippe.
7. Stell dir vor, du atmest wie durch einen Krähenschnabel tief Luft ein. Atme ein und fülle deine Wangen so gut es dir möglich ist mit Luft, bis du dich fühlst wie ein Posaunenengel.
8. Jetzt schließe die Augen und senke mit aufgeblasenen Wangen das Kinn auf das Brustbein und halte den Atem an.
9. Wenn du fühlst, daß du ausatmen mußt, hebe den Kopf, öffne die Augen und atme durch die Nase aus.

Wiederhole die Übung anfangs 2mal. Später steigern auf 5mal. Die Übung ist desto wirksamer, je stärker deine Wangen aufgeblasen sind, während du das Kinn auf das Brustbein preßt.

Unterstützende Maßnahmen:

Schon nach einigen Tagen fühlt man, daß das Ohr freier wird und die Wirkung der Übung sich bemerkbar macht. Die Übung hilft bei schlechtem Gehör und heilt viele Ohrenkrankheiten. Ohrgeräusche sind sehr lästig. So alarmierend diese Kopfmusik auch sein mag, der Arzt wird dir bestätigen, daß du dich deswegen nicht zu ängstigen brauchst. Salzarme Kost. Vitamin A und E, Karotten, alle Gemüse, Weizenkeime, Weizenbrot. Zur Beruhigung Blutdruck kontrollieren lassen.

Nützliche Wirkung: Wenn du Ohren, Nase, Mund und Augen schließt, reinigst du den Gehörgang und wirst einen reinen Ton vernehmen, der aus deinem Inneren aufklingt.

Tee: Melisse, Thymian, Rosmarin.

GEHÖRÜBUNG (Ohrengeräusche und Schwerhörigkeit)

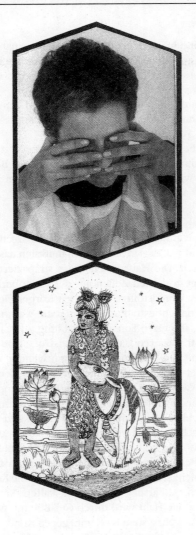

HAUT

Körperposition:

1. Stelle die Füße in einer geraden Linie hintereinander.
2. Strecke einen Arm nach hinten, den anderen nach vorne aus.
3. Mach den Mund weit auf und strecke die Zunge so weit heraus, wie es geht.
4. Die Augen sind weit offen und der Blick ist auf den Punkt zwischen den Augenbrauen gerichtet. (Schiele in die Mitte der Stirn.) Verharre in der Position 60–150 Atemzüge.
5. Bleibe in dieser Position vollkommen bewegungslos stehen, solange es dir möglich ist. Dann wechsle die Beinhaltung und Armhaltung wiederhole die Übung noch einmal. 60–150 Atemzüge.

Unterstützende Maßnahmen:

Die Luft, die wir atmen, ist voll von Abgasen, Abfallprodukten und Fremdmaterial. Mit all diesen Substanzen muß sich das Abwehrsystem auseinandersetzen. Die Haut ist ein stark strapaziertes Organ. Eine Schicht von abgestorbenen Zellen auf der Hautoberfläche ist unser Schutzschild vor Fremdstoffen, die in den Körper einzudringen versuchen. Starke Sonnenbestrahlung schädigt die Warnfunktion der Zellen. Ein Grund, intensive Sonnenbestrahlung zu vermeiden! Heiße Wannenbäder strapazieren Haut und Kreislauf, ständiges Schrubben und Cremen mit Duftstoffen ist nicht notwendig, denn die Haut ergänzt und fettet ständig die Hautoberfläche. Waschen ohne Seife, mit abgekochtem Wasser, mit Eichenrindentee bei empfindlicher und kranker Haut, sind empfehlenswert. Mit Watte warmen Tee auf die Haut tupfen, nachher nicht abtrocknen, ist ein ausgezeichnetes Mittel, um eine klare schöne Haut zu erhalten. Gesichtswasser und Reinigungscreme gehören meiner Meinung nach in den Papierkorb. Bei geschwollenen Augenlidern und Tränensäcken Kosmetika ausprobieren, die einem nicht schaden. Gewürz- und salzarme Kost bei Allergie. Wurst weglassen. Abhärtung mit kurzen kalten Nachduschen und Hautübungen. Faltige Haut wird durch Gefäßübung wieder glatt und unterstützt das Abwehrsystem im Kampf gegen Krankheiten der Haut, der Augen, Zähne, Kiefer, Gaumen, Zunge und Kehle.

Tee: Brennessel, Schafgarbe, Kamille.

GEFÄSSÜBUNG

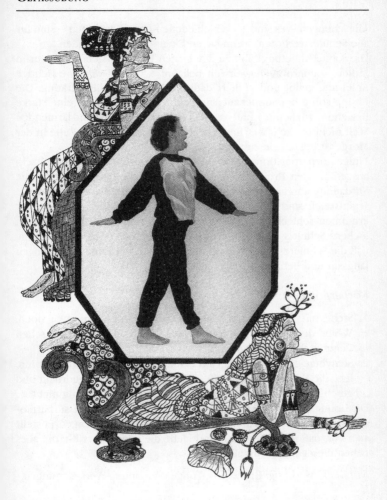

Abwehrsystem

Alle Übungen – es sind 16 verschiedene Körperpositionen – sind für alle Schüler verboten, wenn sie an Eingeweidebruch leiden.
Die Sonnenanbetung zählt zu den besten Yogaübungen. Nicht nur in Indien, sondern auch weltweit bekannt, wird sie oft ohne richtige Anleitung geübt und verliert dadurch ihre segnende Wirkung. Die Übung sollte bei Sonnenaufgang geübt werden (sie hat eine starke Beziehung zur Sonne), und das ist in unserer gehetzten und lärmenden Welt nicht einfach. Wer findet schon tiefen Frieden und Ruhe in der Morgenstille, um sie zu üben.
Einige Körperpositionen möchte ich gerne zeigen, da sie auch einzeln ausgeführt den Brustkorb weiten, Hautkrankheiten vermeiden, die Verdauung anregen, die Wirbelsäule geschmeidig halten. Besonders segensreich sind die einzelnen Übungen für Schüler, die an einer krummen schlechten Haltung leiden und klein sind. Die Übungen lockern Schulter- und Armverspannungen. Aber es ist zu beachten, daß die Schmerzschwelle nicht überschritten wird und die Übungen langsam und behutsam ausgeführt werden.

Körperposition:

1. Stehe mit geschlossenen Beinen. Strecke die Arme steif hoch. Wölbe den Oberkörper nach hinten, während die geschlossenen Beine völlig unbeweglich bleiben.
2. Schwinge die steif durchgestreckten Arme nach vorne und unten, lege die Hände neben die Füße. Beine bleiben durchgedrückt und geschlossen. Richte dich auf und wiederhole die Übung nicht.

Die Übung wird nur einmal gemacht. Der Schüler versucht, sie harmonisch und schön durchzuführen, ohne sich zu überanstrengen. Er stellt sich vor, daß er in Ehrfurcht und Liebe die Sonne begrüßt, die alles Leben dieser Erde ermöglicht.

Nützliche Wirkung: Bronchitis, Lunge, Verdauung, Verspannungen.

GRUSS AN DIE SONNE (Sonnengebet) Nr. 1

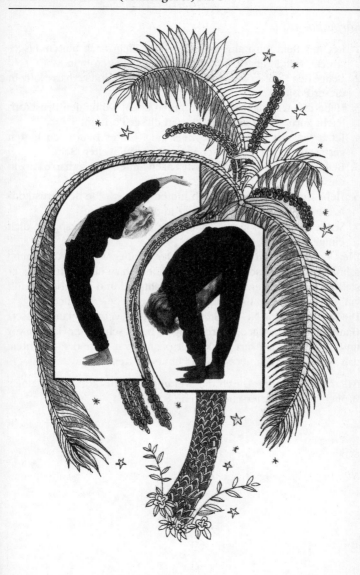

Abwehrsystem

Körperposition:

1. Rechtes Bein wird angewinkelt. Linkes Bein nach hinten ausgestreckt. Hände liegen neben dem angewinkelten Bein.
2. Beuge den Kopf so weit du kannst nach hinten und verharre kurz in dieser Position.
3. Hebe die Arme langsam nach hinten hoch, wölbe den Brustkorb leicht zurück und verharre kurz in dieser Position.
4. Jetzt winkelst du das linke Bein an. Rechtes Bein nach hinten gestreckt. Hände liegen neben dem angewinkelten Bein.
5. Beuge den Kopf so weit du kannst nach hinten und verharre kurz in dieser Position.
6. Hebe die Arme langsam nach hinten hoch, wölbe den Brustkorb leicht zurück und verharre kurz in dieser Position.
7. Senke die Hände, lege dich auf den Rücken und entspanne dich einige Sekunden.

Die Übung wird nur einmal geübt. Der Schüler versucht die Übung schön und harmonisch auszuführen, ohne sich zu überanstrengen. Er stellt sich vor, daß er die Sonne ehrfurchtsvoll und in Liebe begrüßt hat. Er dankt ihr, daß sie alles Leben dieser Erde ermöglicht.

Die Körperposition Nr. 2 weitet den Brustkorb, vermeidet und bessert Hautkrankheiten, regt die Verdauung an, beugt schlechter Haltung vor und bessert sie. Lockert Rückenverspannungen. Bitte darauf achten, daß niemals die Schmerzschwelle überschritten wird.

Nützliche Wirkung: Durch die Weitung des Brustkorbes für Lunge, Bronchitis, Wechselerscheinungen.

GRUSS AN DIE SONNE (Sonnengebet) Nr. 2 (nicht bei Leistenbruch)

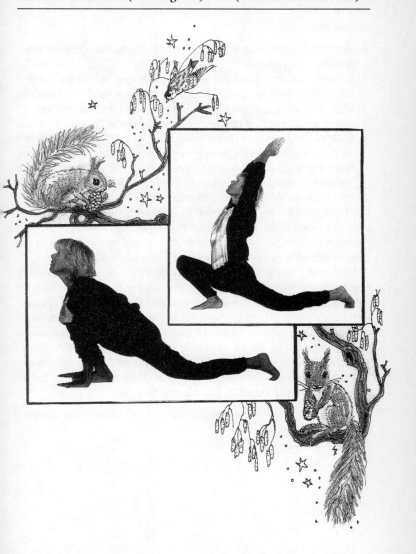

Abwehrsystem

Körperposition:

1. Lege die Hände auf den Boden. Stelle die Füße zurück. Fußsohlen berühren den Boden.
2. Hebe das Gesäß so hoch wie möglich. Das Gewicht ruht auf Händen und Füßen. Verharre kurze Zeit bewegungslos in dieser Position. Dann lege dich auf den Bauch und ruhe einige Sekunden aus.
3. Stütze den Körper auf Hände und Füße und senke ihn kurz über den Boden (der Körper soll den Boden nicht berühren). Der Körper wird von Händen und Füßen getragen. Wenn du zu schwache Arme hast, stütze das Kinn auf den Boden und auch den Brustkorb. Verharre einige Sekunden bewegungslos in dieser Position. Dann lege dich auf den Rücken und ruhe dich einige Sekunden aus.

Die Übung wird nur einmal gemacht. Sie stärkt das ganze Muskelkorsett und verhilft zu wohlgeformten und kräftigen Armen, bessert Haltungsschäden, weitet den Brustkorb und läßt vermehrt Luft in die Lungen strömen, was den Körper wie die Sonne erglühen läßt.

Diese Übung ist ein Teil aus dem Gruß an die Sonne. Der richtig durchgeführte Gruß an die Sonne hat seinen Bewegungsablauf so aneinandergereiht, daß keine auch noch so kleine Faser des Körpers sich dem gesunden Einfluß dieser Übung entziehen kann. Ohne richtige Anleitung geübt, wird die Übung zum Teil ohne die heilsamen Einwirkungen sein. So ist es für den Schüler leichter, sich einem Bewegungsablauf zu widmen und ihn schön und harmonisch auszuführen, wenn er sich vorstellt, es wäre ein Gruß an die Sonne, die im Osten aufgeht und Leben in alle Materie haucht.

Nützliche Wirkung: Chronische Bronchitis, Wechselerscheinungen, Lunge.

GRUSS AN DIE SONNE (Sonnengebet) Nr. 3 (nicht bei Leistenbruch)

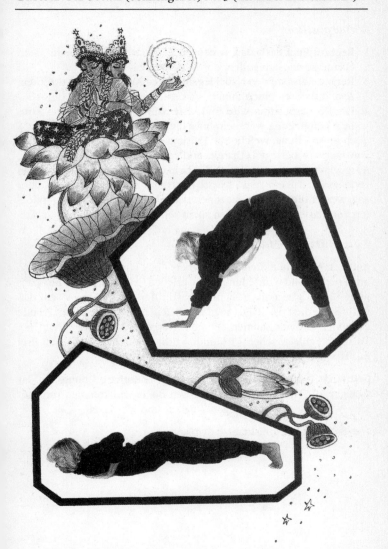

BLUTDRUCK (niedrig)

Körperposition:

1. Rechtes Bein nach hinten strecken. Linkes Bein anwinkeln.
2. Hände zu Fäusten ballen, der Daumen liegt innen.
3. Rechte Faust auf den Nabel legen. Linken Arm gerade ausstrecken. Augen fixieren einen Punkt, ohne zu blinzeln.
4. Die Körperposition wird 5–15 Atemzüge lang geübt. Dann Arm- und Beinhaltung wechseln, und die andere Seite üben.

Auch diese Übung, welche die Haltung eines Kriegers zeigt, ist eine von vier. Sie besiegt Lethargie und Müdigkeit und schenkt innere Ausgeglichenheit. Viele Yogis pflegen in dieser Haltung zu sitzen. Man erzählt sich, daß ein Yogi 12 Jahre ohne zu schlafen durch die Wälder zog, weil er diese Übung einzunehmen pflegte. Bogenschützen pflegten vor Tausenden von Jahren so zu schießen.

Unterstützende Maßnahmen:

Anderen Menschen dienen und dabei Glück empfinden, ist ein Weg, um Frieden und Zufriedenheit zu erleben. Auf jeden Fall Entspannungsübung (Savasana) üben. Sich von der Vorstellung lösen, daß Geld Sicherheit ist. Den Augenblick leben. Am Alleinsein Freude gewinnen und mit Bäumen, Blumen, Tieren und Kindern sprechen. Vor dem Schlafengehen (1 Stunde vorher) Milch-Haferflocken-Brei mit Honig.

Nützliche Wirkung: Für Schützen eine wunderbare Übung, um das Gewehr, die Handfeuerwaffe oder den Bogen vollkommen ruhig zu halten. Die beste Übung gegen Trägheit und Müdigkeit.

Tee: Baldrian, Johanniskraut, Thymian.

HELDENPOSE

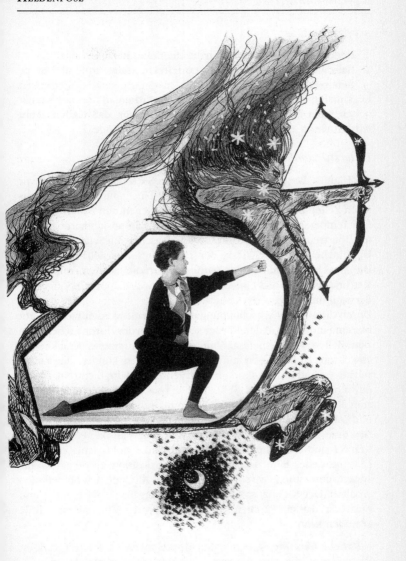

ABWEHRSYSTEM

Körperposition:

1. Liege auf dem Rücken und hebe die Beine hoch.
2. Halte die großen Zehen mit den Händen. Halte Arme und Beine ganz gerade.

Regelmäßig geübt, wird der Körper so gestärkt, daß normale Krankheiten nicht auftreten. Voraussetzung ist immer, daß täglich geübt wird. Anfangs 15 Atemzüge, später bis 150 Atemzüge.

Unterstützende Maßnahmen:

Die Haut ist das größte Organ des Körpers. Sie schützt den Körper vor Einflüssen einer oft feindlichen Umwelt. Eine zähe Außenhülle aus toten Zellen bewahrt den Körper beim Duschen und Baden vor großen Temperaturverlusten und vor einer Unzahl unsichtbarer Angreifer. Übertreiben wir das Schrubben und Waschen mit Seifen und liegen lange im heißen Wasser, ist das der Haut nicht sonderlich bekömmlich. Die Abwehrmaßnahmen des Körpers halten die meisten Fremdstoffe fern und lassen sie nicht in seine inneren Gewebe kommen. Sonnenbäder sind ungesund.

Durch die ständige Abschuppung der Hornhaut werden viele Mikroben am Eindringen in den Körper gehindert. In der Hornhaut befinden sich Zellen, die gemeinsam mit dem Abwehrsystem Krankheiten abwehren. Hohe Dosen ultravioletter Strahlen können die Zellen schädigen und ihre Funktion beeinträchtigen. Halte dich rein, indem du wenig und vernünftig ißt. Halte dich rein, indem du einmal am Tag zum Schwitzen kommst. Halte dich rein, indem du Nikotin, Alkohol und Aufregungen auf ein Minimum beschränkst. Meide scharfe Gewürze im Übermaß (Knoblauch, Zwiebel, Paprika, Pfeffer, Salz), Kräuter sind die besten Gewürze. Und trinke viel frisches normales Leitungswasser. Einmal am Tag eine Körperposition, die dein Abwehrsystem unterstützt, wird dir bis ins hohe Alter dein Wohlbefinden erhalten. Der Kiebitz, so klein er ist, verfügt über soviel Stärke und Ausdauer, daß ein Pärchen Kiebitze einen roten Milan bis zum Tode ermüden kann.

Nützliche Wirkung: Knochen und Muskeln werden gestärkt, verleiht unerhörte Stärke. Hilft bei verschiedensten Hauterkrankungen.

Kiebitz

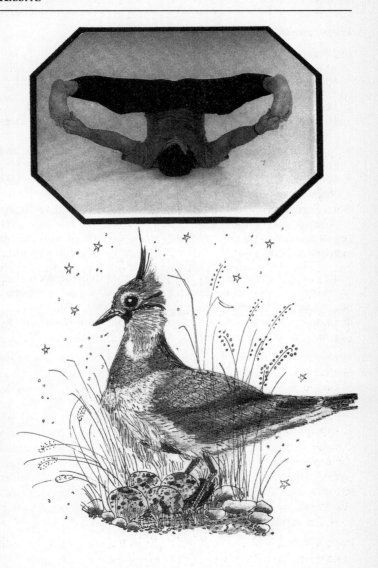

ALLE KRANKHEITEN HEILEND

Körperposition:

(die Position darf niemals ruckartig geübt werden)

1. Der Kopfstand darf nur geübt werden, wenn der Schüler ohne große Anstrengung seinen Körper hochstrecken kann.
2. Lege deinen Kopf auf einen Stoffring und ziehe die Beine an.
3. Hebe die Beine, damit das Gewicht langsam auf den Kopf verlegt wird. Du stehst auf dem Kopf.
4. Versuche langsam die Beine zu heben, bis der Körper gerade und ruhig steht. Anfangs 15 Atemzüge, später bis 10 Minuten.
5. Senke die Beine behutsam zum Boden und lege dich auf den Rücken.
6. Liege ruhig und entspanne dich mit Savasana-Entspannungsübung. Nicht gegen die Wand üben.

Der Kopfstand gilt als der König aller Körperpositionen. Man sagt, er heilt alle Krankheiten.

Nützliche Wirkung: Hilft bei Sehstörungen, verhindert vorzeitiges Altern, gegen Unterleibsbeschwerden, Entzündungen der Atemwege. Bekannt gegen Geisteskrankheiten. Führt zur besseren Durchblutung des Körpers. Frischt Geist und Potenz auf. Die Haut, besonders die Kopfhaut, wird stark durchblutet. Stoppt den Haarausfall.

KOPFSTAND (nicht bei Herzkrankheiten, Bluthochdruck, Schnupfen)

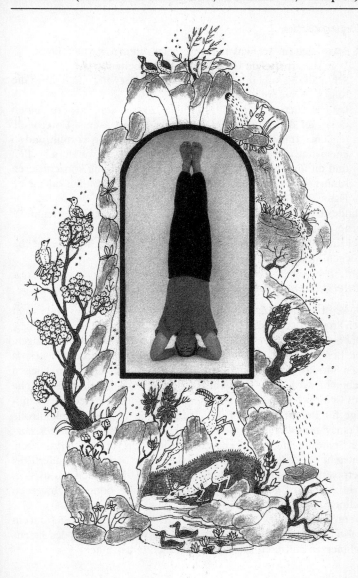

Entspannung

Körperposition:

1. Setze dich im Schneidersitz auf einen ruhigen warmen Platz.
2. Lege die arbeitende Hand in die nichtarbeitende Hand.
3. Schließe die Augen. Lasse die Augenlider bewußt müde über die Augen heruntergleiten.
4. Du hast dich in dich selbst zurückgezogen. Konzentriere deinen Geist auf den natürlichen Rhythmus deines Atems. Unterbinde jegliches Träumen, Nachdenken und halte den Körper ruhig und so entspannt wie möglich. Wenn deine Gedanken wandern wollen und du dich nicht auf Atmung und Körperhaltung konzentrieren kannst, konzentriere dich auf eine Farbe, eine Blume oder eine Figur, die du dir bildlich vorstellst.

Mindestdauer beträgt 5 Minuten. Nach regelmäßiger Übung kann die Dauer beliebig verlängert werden. Bis zu 3 Stunden.

Bei Knieverletzungen wird die Yogaposition sitzend im Sessel geübt. Rücken nicht anlehnen.

Unterstützende Maßnahmen:

Diese Übung stellt das geistige Gleichgewicht wieder her und macht den Prozeß, der zur psychosomatischen Erkrankung führt, rückgängig. Der Schüler muß lernen, Kontrolle über seinen Körper zu erlangen. Die Beherrschung des Körpers führt zur Beherrschung des Geistes, da kein Muskel angespannt, kein Nerv aktiv oder Blut zum Fließen gebracht wird, wenn die willentliche oder unwillentliche Kontrolle des Gehirns fehlt. »Leichte Stellung« ist die solide, dreieckige Grundlage für Rumpf und Kopf. Die Lungen sind frei für Atemkontrolle (Pranayama). Organisch werden durch die im Schneidersitz gekreuzten Beine die Eingeweide entspannt. Durch den Versuch still zu sitzen, entsteht ein Zustand des Gleichgewichts. Die berühmteste aller Körperpositionen, die »Vollkommene Stellung« oder den »Lotossitz« habe ich nicht gezeigt, da es keinem Schüler ohne Beschwerden gelingt, ihn lange Zeit auszuführen.

Wenn jemand Schwierigkeiten im Schneidersitz hat, soll er sich auf ein Polster oder auch auf einen Sessel setzen. Wenn während des Sitzens Schmerzen auftreten, kann man sich nicht entspannen.

LEICHTE STELLUNG (streng verboten bei Knieverletzungen)

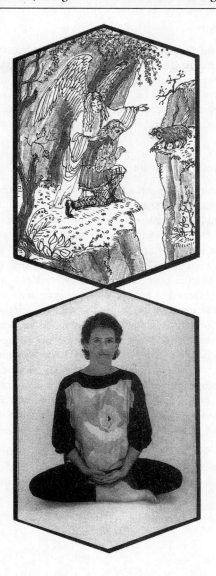

ABWEHRSYSTEM

Körperposition:

1. Lege dich auf den Rücken. Hebe die Beine und lege die Knie an die Ohren. Stelle die Zehen auf.
2. Die Arme lege gestreckt nach hinten. Atme leicht und ruhig durch die Nase und verharre in dieser Position, solange du kannst, ohne es als unangenehm zu empfinden. 30–300 Atemzüge.

Die Übung wird nur einmal ausgeführt. Man kann sie aber 2mal am Tag üben.

Unterstützende Maßnahmen:

Die Heilkräfte in uns sorgen ständig für das Wohlergehen jedes Körperteils. Dieses wunderbare Netzwerk von Zellen und Organen spricht augenblicklich auf eindringende Krankheitserreger an und versucht alles zu verhindern, das uns schaden könnte. Unser Wohlergehen hängt von einem dauerhaften Gleichgewicht zwischen Körperzellen, Gewebe und Organen ab. Yogapositionen verbinden alle geschaffenen Möglichkeiten miteinander, wenn der Schüler bereit ist, sich in Ehrfurcht vor dem Schöpfer allen Lebens in Abgeschlossenheit und Stille mit sich selbst und seinem Körper zu vereinen. Yoga heißt wörtlich Verbindung, Verbindung zwischen allem, was ist, war und sein wird. Die einmalige Wirkung verschiedener Yogapositionen sind naturwissenschaftlich sicher nicht zu ergründen. Hauptsache ist, daß die helfende Wirkung in der Vorstellung des Ausübenden besteht. Unsere Überzeugungen (siehe Placebos) regen das Gehirn dazu an, für die Ausschüttung körpereigener schmerzlindernder und heilender Substanzen zu sorgen. Wer an sein alles vermögendes Abwehrsystem glaubt, dem ist geholfen.

Nützliche Wirkung: Reduziert Übergewicht. Nützt bei Asthma und Störungen der Atmungsorgane. Außerordentlich nützlich für Lungen. Heilsam bei Ohrenerkrankungen, Halsbeschwerden. Bessert die Sehkraft.

Tee: Birkenblätter, Brennessel.

OHRPRESSE

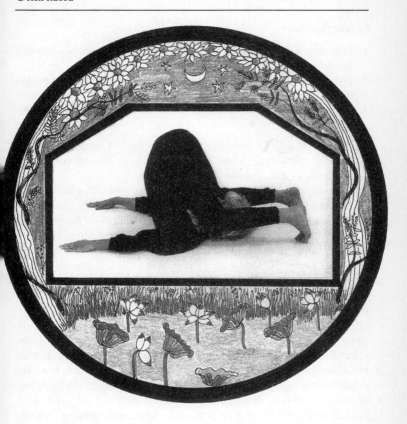

BLUTDRUCK, ERHÖHT

Körperposition:

1. Lege dich auf den Boden (oder Bett) und erlaube deinen Gliedern, der Schwerkraft nachzugeben.
2. Immer wenn du ausatmest, läßt du deine Arme und Beine schlaff und schwer werden. Laß sie in die Decke einsinken.
3. Übe Savasana täglich vor dem Einschlafen einige Tage lang mindestens 10 Minuten.

Nach einer Woche beginnst du mit der nächsten Übung.
1. Atme in deine Füße (normal durch die Nase) – halte den Atem an. Atme aus – und lasse die Füße einsinken.
2. Atme in deine Schienbeine – Atem anhalten – und während des Ausatmens Schienbeine einsinken lassen.
3. Fahre in folgender Reihenfolge fort: Kniescheiben – Oberschenkel – Magen – Nabel – oberer Brustkorb – Wirbelsäule – Hände – Unterarme – Oberarme – Kehle – Hinterkopf – Kiefer – Augen – Kopfmitte.
4. Übe Savasana mindestens 10 Minuten. Später bis 30 Minuten.

Unterstützende Maßnahmen:

Spannungszustände sind oft verantwortlich für Bluthochdruck, Gefäßkrämpfe, Schlaflosigkeit. Yoga bietet mit Savasana eine nichtmedikamentöse, innere Entspannung an. Nur kühl baden. Reichlich ausgedehnte Spaziergänge einplanen. Viel Bewegung und täglich Yogapositionen, die zusagen. Normalgewicht anstreben.
Salzlos essen! Senf, Heringe oder gekaufte Salatsaucen meiden. Fettarm essen. Gaststätten meiden (wenn, dann ungesalzenen Fisch, Huhn, Gemüseplatte). Alle anderen Gewürze schaden nicht.

Nützliche Wirkung: Savasana läßt den Übenden in den Schlaf der Yogis fallen (Yoga Nidra), ein winterschlafähnlicher Zustand, der die Harmonie im Körper herstellt und das Abwehrsystem stärkt. Bekannteste Übung gegen Schlaflosigkeit und für absolute Entspannung gegen psychosomatische Erkrankungen, Nervenschwäche, Depression, Wechselbeschwerden, Muskelrheumatismus lindernd.

Tee: Mistel.

Savasana (Entspannungsübung)

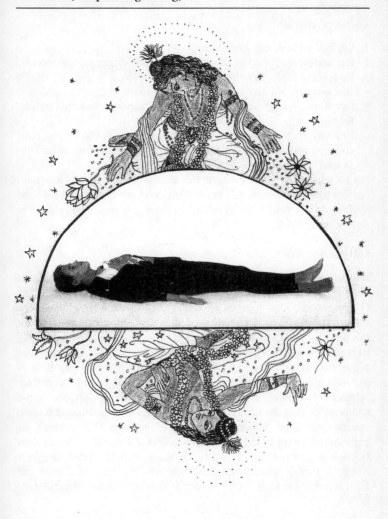

Entspannung durch Bewegung

Körperposition:

1. Ein Fuß soll auf der Erde stehen.
2. Der andere Fuß wird in verschiedenen Richtungen hochgestreckt.
3. Eine Hand bleibt erhoben.
4. Die andere vollführt ansprechende Gesten.
5. Der Kopf bewegt sich nicht. Die Blicke wandern in verschiedene Richtungen.
6. Der Ausdruck des Gesichts, der Augen und Glieder soll Gemütsregungen widerspiegeln. Glück, Freude, Heiterkeit, Dankbarkeit, Demut. Verharre bewegungslos 15–30 Atemzüge.

Lord Sankara gilt als der Begründer des Yogasystems, das aus dem Lotosmund des Herrn selber stammt. In den Upanischaden wird Lord Sankara als der Yogalehrer von Lord Brahma gesehen. Lord Brahma = Schöpfer der Welt.

Unterstützende Maßnahmen:

Entspannung führt im menschlichen Körper immer zur Harmonie. Entspannter Geist und entspannter Körper bilden ein harmonisches Ganzes. Es gibt 84 Stellungen des Herrn der Tänzer. Sie sind meist sehr schwierig auszuführen. Die gezeigte Körperposition ist dazu gedacht mit der Übung zu beginnen. Zuerst versucht man 15 Atemzüge ruhig zu stehen. Dann bewegt man sich kaum merklich und langsam. Der Schüler stellt sich vor, eine Blume, ein Baum zu sein, der sich in göttlichen Schwingungen mit viel Gefühl kaum sichtbar bewegt. Der Schüler verkörpert seine Gedanken wie zum Beispiel »Zufriedenheit«, während er sich kaum merklich bewegt. Schöne Gefühle erzeugen schöne friedliche Bewegungen. Diese Stellung (Natarasana) ist berühmt und wird in Indien aus Kupfer und anderen Metallen in allen Größen angeboten. Man sagt, Lord Sankara bekommt beim Tanzen 4 Arme. Versinkt jemand bei diesem wundervollen Tanz in Seligkeit und Ekstase, erhebt er sich über die erdengebundene Schwere eines Sterblichen.

Nützliche Wirkung: Hilfreich bei Lungenerkrankungen. Weckt das Verständnis für verborgene Geheimnisse der Tanzkunst und vermittelt die Fähigkeit für einzelne Tanztechniken.

STELLUNG DES HERRN DER TÄNZER NR. 1

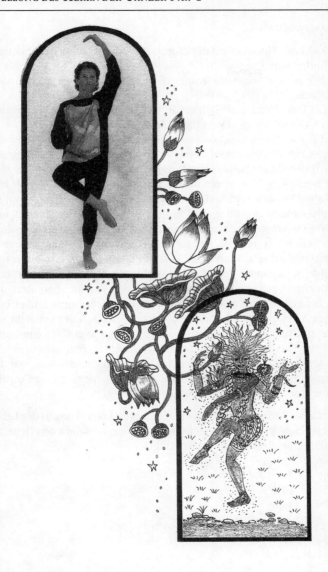

Entspannung durch Bewegung

Körperposition:

1. Der linke Fuß steht auf der Erde, während das rechte Bein hochgehoben wird.
2. Der rechte Arm wird ausgestreckt, und die Finger zeigen nach unten.
3. Die linke Hand stützt sich auf die rechte. Verharre in dieser Position 15–30 Atemzüge. Dann die andere Seite.

Man sagt, daß es nichts Schöneres gibt, als die Stellung des Herrn der Tänzer. Es gibt bestimmt keinen Menschen, der diese Stellung des Herrn der Tänzer korrekt ausführen kann, wie es eben nur Gott Siva, der Begründer und Lehrer des Yogasystems, beherrscht. Es soll niemandem bekannt sein, welche Details und Geheimnisse zu diesen 84 Lac-Positionen zugehörig sind. Ein Lac heißt Einhunderttausend, und so ist es unvorstellbar, welche mystischen Geheimnisse diese Positionen beinhalten. Jemand, der Geheimnisse liebt und seine Phantasie gerne spielen läßt, kann diese Position üben, indem er Gesten und leichte Bewegungen vollführt, die aus seinem Inneren kommen. Tanz ist der Ausdruck von Leben. Der Kopf bewegt sich nicht, sondern nur die Blicke wandern zu den Sternen, auf den Meeresgrund, über blühende Wiesen und windbewegte Steppen. Der Schüler versucht mit dem Ausdruck seines Gesichtes auszudrücken, was er fühlt, empfindet und wird selbstvergessen schöne Positionen aneinanderreihen, die aus seinem Seelenleben emporsteigen und somit ausdrücken, was der Schüler empfindet. Der Schüler beherrscht während dieser Position seinen Atem (Pranayama) und seinen Körper.

Nützliche Wirkung: Diese Position ist gegen Erkrankungen der Leber segensreich und für jeden Menschen, der sich gerne mit den Geheimnissen seines Innenlebens beschäftigt.

STELLUNG DES HERRN DER TÄNZER NR. 2

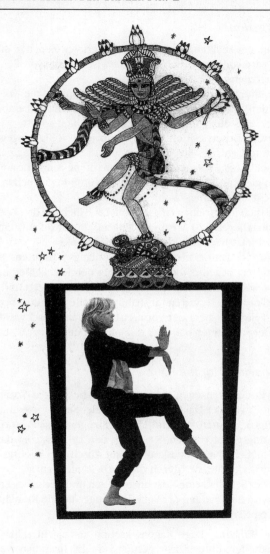

KOPFSCHMERZEN – MIGRÄNE

Körperposition:

1. Sitze mit gestreckten Beinen. Nimm die großen Zehen in die Hand. Oder verwende ein Tuch, das du zwischen den großen Zehen hindurchziehst.
2. Beuge dich jetzt vor, als wolltest du den Kopf auf die Knie legen. Ziehe den Oberkörper mit den Händen leicht nach vorn, aber nicht so stark, daß du Schmerzen in den Kniekehlen spürst.
3. In dieser Körperposition verharrst du jetzt völlig bewegungslos und atmest anfangs 30 Atemzüge, die dann jeden Tag gesteigert werden, bis zu 300 Atemzügen. Richte deine Aufmerksamkeit auf deinen gleichmäßig fließenden Atem, sei müde und schwer, empfinde ein angenehmes Wohlempfinden.
4. Richte dich übertrieben langsam auf. Lege dich auf den Boden und ruhe dich liegend 20 Atemzüge lang aus, bevor du aufstehst. Dein Kopf ist jetzt leicht und frei von Schmerzen.

Die Position wird nur einmal ausgeführt. Anfangs 5 Minuten, später bis zu 30 Minuten. Beachte: Jede Spannung in den Kniekehlen muß vermieden werden. Auch nach jahrelangen Kopfschmerzen und schweren Migräneanfällen waren ausnahmslos alle Schüler nach 6–8 Wochen täglichen Übens der Vorwärtsbeuge ohne Beschwerden. Der Schüler, der Schmerzen hat, muß diszipliniert mit einem Wochenplan üben.

Unterstützende Maßnahmen:

Die an Wunder grenzende Wirkung dieser bekannten Yogaposition hängt immer von der Dauer ab, wie lange der Schüler sie übt. Immer mindestens 5 Minuten, das sind 150 Atemzüge. Diese Position darf 3 Stunden lang geübt werden. Sie bringt den Lebensstrom dazu, verkehrt zu fließen. Die Lebenskraft strömt durch den wichtigsten der zarten Nervenkanäle, der durch die Wirbelsäule zieht.

Versucht der Schüler seine Kost umzustellen und tierisches Eiweiß zu meiden, wird die Segnung der Vorwärtsbeuge, die alle Krankheiten zu heilen verspricht, verstärkt.

Nützliche Wirkung: Regt Magensekretion an, macht schlank, heilt Hautkrankheiten, übler Körpergeruch vergeht. In Indien weiß man, daß man mit dieser Yogaposition 300 Jahre alt wird.

VORWÄRTSBEUGE (3 Stunden vorher nüchtern bleiben)

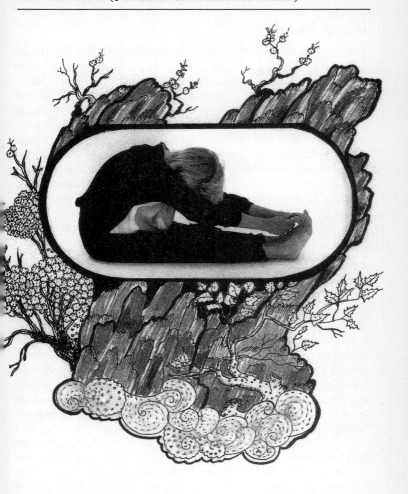

AUGEN

Körperposition:

1. Stehe aufrecht. Die Füße sind eng geschlossen. Der Rücken ist gerade.
2. Biege den Kopf weit nach hinten und blicke mit offenen Augen genau auf den Stern zwischen den Augenbrauen. (Du schielst dabei.) Konzentriere dich mit aller Kraft auf diesen Punkt. Beginnen deine Augen zu tränen, mach eine kleine Pause und fange noch einmal an. Übe anfangs 20 Atemzüge, später immer und unbedingt 150 Atemzüge.

Diese heilige Yogaposition wirkt Wunder, wenn sie konsequent geübt wird. Die Übung muß jeden Tag geübt werden. Immer 5 Minuten lang. Nachher die Kerze 2–5 Minuten.

Unterstützende Maßnahmen:

Ich danke mit Ehrfurcht und unendlicher Liebe den Weisen, die uns diese wunderbare Übung weitervermittelt haben. Meine Tochter (im Bild) konnte ihre Kurzsichtigkeit mit dieser Übung von 13 Dioptrien auf 3 Dioptrien verbessern. Nach 6 Monaten täglichen Übens können Schüler wieder ohne Brille die Zeitung lesen. Zusätzlich übt man noch den Skorpion, der schwierig und nur für Yogavertraute ausführbar ist. Genauso segensreich ist die Kerze oder der Schulterstand. Nichts ist besser für die Augen, als bei einem Spaziergang den Blick über die grüne Landschaft gleiten zu lassen. Sehr günstig ist es, Karottensaft frisch gepreßt zu trinken. Und nach Anstrengung der Augen Kamillendampfbad oder Kamillenumschläge. Es ist auch gut, einen Gegenstand ganz in der Nähe gleich darauf in weiter Entfernung zu fixieren. Entspannungsübungen sind segensreich (Savasana).

VERBESSERN DER SEHKRAFT

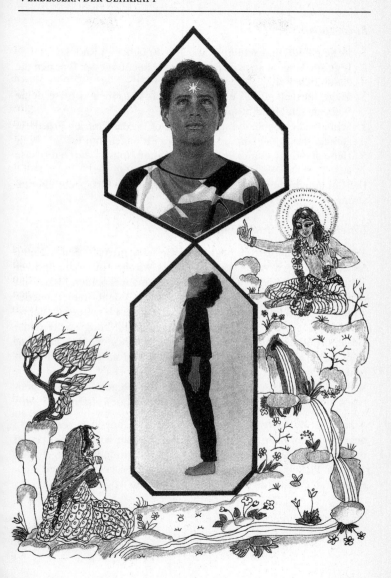

ALTERN

Körperposition:

1. Stehe gerade und schließe die Füße, Knöchel an Knöchel.
2. Lege alle Finger aneinander und drücke leicht mit den Daumen die Nasenlöcher zu.
3. Sauge die Luft durch ein rundes Loch fest ein und blase deine Wangen auf. Mund zuspitzen.
4. Schließe die Augen und senke den Kopf, bis das Kinn am Brustbein aufliegt. Halte die Luft an, solange es dir angenehm ist.
5. Hebe den Kopf. Öffne die Augen und atme langsam durch die Nase aus.

Die Übung wird anfangs 3mal, später 5mal ausgeführt. Nicht überanstrengen!

Unterstützende Maßnahmen:

Verwende nicht zuviel Seife. Im Gesicht niemals Seife. Keine Abschminkwasser. Am besten ist heißes Wasser mit einem Spritzer Zitrone zum Reinigen. Bei Hautausschlägen abgekochten Eichenrindentee verwenden. Mit Wattebausch das Gesicht immer wieder abtupfen. Nachher keine Creme darauf. Die Spannkraft der Gesichtsmuskeln läßt die Haut glatt erscheinen. Die Übung stärkt deine Gesichtsmuskeln, welche im Laufe der Jahre schlaff werden. Die Haut ist ein Schutzorgan. Versprechungen, daß Wirkstoffe sie durchdringen und verjüngen, sind zu überdenken.

Viel trinken. Lange Spaziergänge im Nebel und Regen. Und an Sonnentagen nicht zuviel Sonne. Nichts läßt Haut so schnell altern wie Sonne.

Nützliche Wirkung: Dieses Mudra ist von ungeheurem Erfolg gekrönt, wenn man täglich übt. Die Mundhöhle wird mit Sauerstoff durchlüftet, Zähne können gestärkt werden. Parodontose aufgehalten werden, Pickel und Furunkel, Hautunreinheiten verschwinden. Eine der wunderbarsten heiligen Übungen, die uns Yoga schenkt.

Verjüngen der Wangen

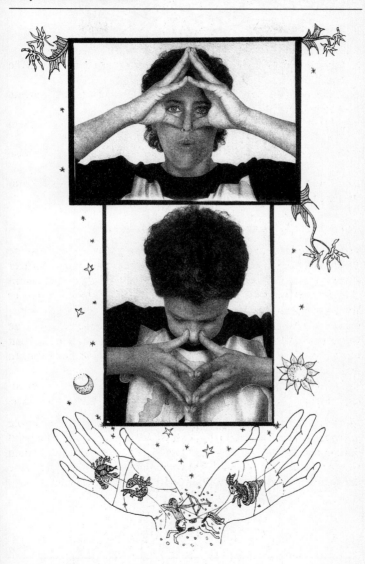

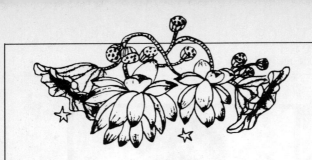

Boot
Flamingo
Kräftigungsposition
Löwe Nr. 1
Löwe Nr. 2
Nackenstärkung
Schulterrollen

HALS

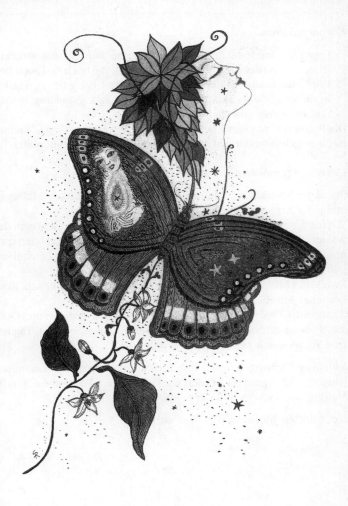

Nackenverspannungen

Körperposition:

1. Lege dich auf den Bauch. Beine und Arme werden ausgestreckt.
2. Atme ein und hebe Arme und Beine gleichzeitig hoch und auch den Kopf. Nun mache 15 flache Atemzüge und verharre bewegungslos in dieser Position. Dann langsam in die Ausgangsstellung zurück und ein wenig ausruhen.

Die Position wird einmal geübt (eventuell zweimal am Tag). Wichtig ist die Regelmäßigkeit und die Steigerung der Atemzüge auf später 40.

Unterstützende Maßnahmen:

Bei akuten Nackenverspannungen Vorsicht mit kräftigen Massagen und jeder Art von Turnen und Gymnastik.

Wärme tut gut. Vorsicht bei Zugluft. Warmes Duschen, indem man das Wasser über den Nacken strömen läßt, wirkt lindernd. Nachher kurz Arme und Beine kalt abduschen. Warm in einen Bademantel einhüllen, sich hinlegen und Savasana üben.

Kein kaltes Schlafzimmer. Bei kühlem Wetter Fenster schließen. Kein tierisches Eiweiß, Süßigkeiten einschränken.

Kartoffeln, Gemüse, Salate mit kaltgepreßten Ölen, Rohkost und Obst mit Nüssen sind Hauptnahrung, bis Besserung eingetreten ist. Täglich eine Yogaposition für Nacken oder Rücken.

Nützliche Wirkung: Schlaffer Bauch, dicker Bauch, regt Verdauung an. Lungen werden gestärkt. Fördert wie keine andere Position die Durchblutung des Nackens und der Schulter.

Tee: Baldrian, Johanniskraut, Weidenrinde.

Boot

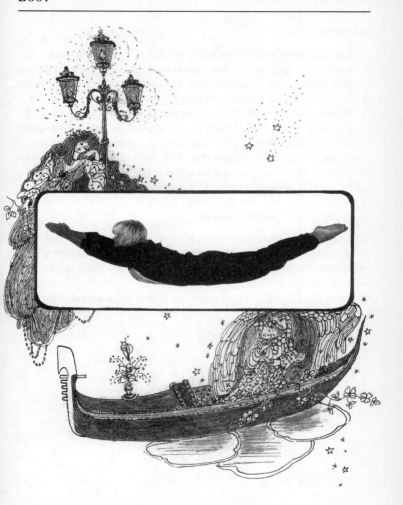

Nackenverspannungen

Körperposition:

1. Knie und Hände befinden sich am Boden. Vierfüßlerstand.
2. Schiebe die linke Hand unter der rechten durch, bis du bequem mit der linken Schulter und der linken Gesichtshälfte am Boden liegst.
3. Hebe den rechten Arm gestreckt hoch.
4. Beginne langsam den Kopf zu drehen und schau zu deiner ausgestreckten Hand hinauf. Verharre 5 Atemzüge lang. Dann kehre langsam in die Ausgangsstellung zurück. Ruhe dich kurz aus.

Dann die andere Seite. Der rechte Arm wird unter den linken Arm geschoben, bis du bequem auf deiner rechten Schulter und Gesichtshälfte ruhst. Übung wie oben. 5 Atemzüge lang verharren.

Unterstützende Maßnahmen:

Warmes Duschen, nachher entspannt im Bademantel ruhen. Den Winkel soll man zu der gewählten Nackenposition üben, da der Winkel Haltungsschäden, die meist Ursache von Nackenverspannungen sind, bessert und heilt.

Vorsicht bei Zugluft. In geheizten trockenen Räumen aufhalten und schlafen.

Tee: Johanniskraut, Weidenrinde.

FLAMINGO (verboten bei Bluthochdruck)

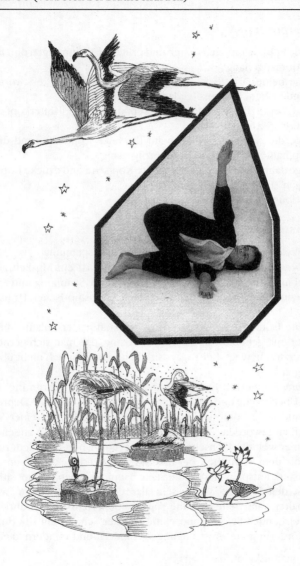

HALSWIRBELSÄULE

Körperposition Nr. 1

- Balle beide Hände zu Fäusten und drücke das Kinn gegen die Hände. 5 Atemzüge lang.
- Lege beide Handflächen gegen die Stirn und drücke Stirn gegen Handflächen. 5 Atemzüge lang.
- Lege beide Hände an den Hinterkopf und drücke Hinterkopf gegen Hände. 5 Atemzüge lang.
- Lege die rechte Handfläche auf die linke Kopfhälfte und drücke Kopfhälfte gegen Hand. 5 Atemzüge lang.
  Lege dann linke Hand gegen rechte Kopfseite und drücke Kopfseite gegen Hand. 5 Atemzüge lang.

Jede Übung wird nur einmal gemacht.

Unterstützende Maßnahmen:

Alle Skelettmuskeln erzeugen Kraft durch Anspannung.
Beachte: Laufen, Gymnastik, Radfahren usw. ist ein Muskeltraining, wobei man die Muskeln *überanstrengen* kann. Spannung und Spannkraft entsteht. Isotonisch heißt den gleichen osmotischen Druck zeigend.
Beachte: Isometrische Körperpositionen kräftigen erschlaffte Muskeln wieder und geben somit die Voraussetzung, daß man sich gerne und schmerzfrei bewegt. Bei Yogapositionen kann man sich nicht überanstrengen.
Beachte: Schmerzen im Nacken und Kopfbereich rühren meist von einer Überlastung und Vergiftung unseres Innenlebens her. Depressionen sind nur in den hochindustrialisierten Ländern zu einer Volkskrankheit geworden. Durch geistige Überforderung von außen wird die Innenwelt der Menschen überlastet. Wir haben von allem zu viel. Es fehlt dem Menschen bei uns nur eines: Friede, Stille, untätiges Nichtstun, Entspannen und die Seele baumeln lassen. Yogapositionen lehren den Schüler, wie er sein alarmiertes Nervensystem wieder abschalten kann. Jede einzelne Yogaposition, richtig ausgeführt, führt zur bejahenden Selbsthypnose, mit der der Schüler ein Übermaß an Überforderung und Anstrengung verhindern und mindern kann.

Tee: Johanniskraut, Baldrian.

KRÄFTIGUNGSPOSITION (für Halswirbelbereich)

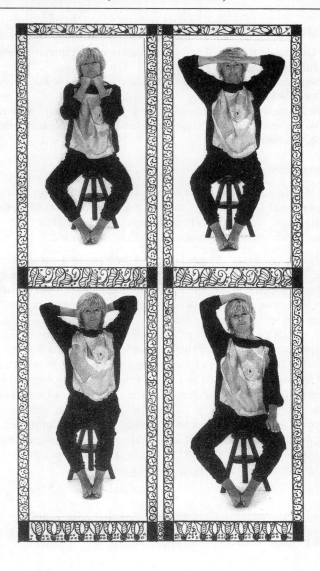

ATEMWEGE

Körperposition:

1. Knie auf dem Boden. Lege die Hände mit weit gespreizten Fingern auf deine Knie.
2. Strecke deine Zunge so weit heraus wie möglich. Die Zungenspitze soll das Kinn erreichen.
3. Verharre in dieser Yogaposition und mache anfangs 15 Atemzüge, später 150 Atemzüge. Atme leicht durch die Nase, während du die Zunge herausstreckst.

Unterstützende Maßnahmen:

Bei Halsentzündungen, wenn Fieber dazukommt unbedingt Bettruhe. Trinken und Gurgeln von Salbeitee. Breiförmige Kost. Speiseeis ist erlaubt und kühlt auch sehr angenehm. Frischgepreßte Obst- und Gemüsesäfte. Frische Zitronen- und Orangenlimonade.

Nützliche Wirkung: Durch tägliche Löwenposition haben Schüler ihre Mandeln so gebessert, daß der Arzt von den vorgesehenen Mandeloperationen Abstand nehmen konnte. Immer gilt die Regel, daß der Schüler seinen Plan für 6 Wochen diszipliniert einhalten muß und jeden Tag seine Yogaposition übt.

Beachte: Während der Wechseljahre ändert sich manchmal die Stimme. Sie wird tiefer und heiser, man hat dauernd das Bedürfnis zu hüsteln. Der Löwe bringt Besserung und Heilung dieser kleinen Betriebsstörung. Hilfreich ist z. B. bei Lehrberufen, wo man viel sprechen muß, oder bei Vortragenden einen Kaugummi zu kauen. Es hilft auch, öfter einen Schluck Tee zu trinken, den man sich in einer Thermosflasche mitnehmen und bereitstellen kann. Dafür sorgen, daß die Mundhöhle immer feucht ist, öfter kleine Mengen trinken. Ursache dieser Störungen im Alter ist ein unausgeglichener Speichelfluß von dickflüssigen und dünnflüssigen Sekreten.

Löwe Nr. 1

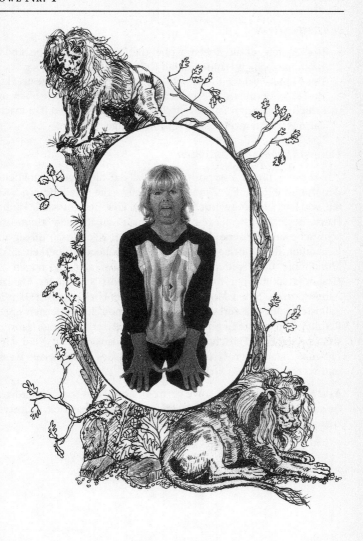

ATEMWEGE

Körperposition:

1. Hocke dich auf die Zehen, wobei die Fersen geschlossen sind.
2. Halte mit beiden Händen deine Knie.
3. Der Mund wird weit geöffnet. Die Zunge weit herausgestreckt.
4. Das Kinn berührt das Brustbein. Die Augen sind weit offen und schielen auf einen Punkt zwischen den Augenbrauen. Du machst anfangs 15 Atemzüge, später 30 Atemzüge.

Unterstützende Maßnahmen:

Zur Segnung dieser Yogaposition gehört, daß sie gegen Krankheiten der Mundhöhle, Zunge, Zähne, Zahntaschen, die entzündet sind, Kiefer- und Rachenbeschwerden wirksam ist. Eine Gesichtssauna kann zu Hause beste Dienste leisten, wenn jemand anfällig für Stimmbandschwäche und Heiserkeit ist. Inhalieren mit Kamillosan flüssig und Bepanthen flüssig bringt Erleichterung. Peinliche Sauberkeit in der Mundhöhle und Spülungen mit Salbei oder Kamille tragen zur Gesunderhaltung der Atemwege bei. Gebot: Nach jeder Mahlzeit Zähne putzen. Jeden Monat eine neue Zahnbürste kaufen. Jährlich Zahnstein, der aus verhärteten Bakterien besteht, entfernen lassen. Reinheit ist das erste Gebot bei Yoga. Reinheit durch richtige Nahrung, wenig oder kein Fleisch. Reinheit der Gedanken, kein Neid, Geiz, Mißgunst, Machtgier, Gefallsucht. Reinheit des Körpers mit Wasser und wenig Seife und Cremes.

Nützliche Wirkung: Der Löwe vertreibt Angst. Die Stimme wird kräftig und klar. Er bessert die Sehkraft, schenkt Kreativität, Selbstvertrauen und Stärke.

Tee: Salbei, Huflattich.

LÖWE NR. 2

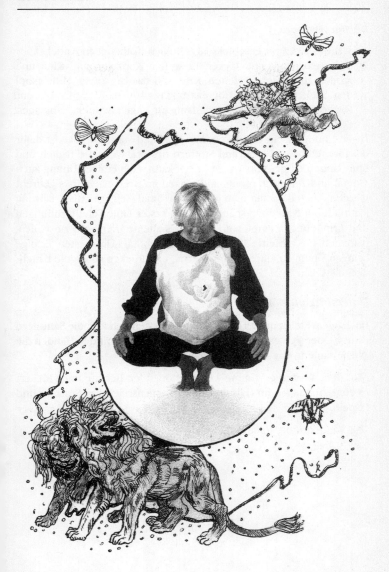

NACKENVERSPANNUNGEN

Körperposition:

1. Stehe gerade mit geschlossenen Beinen. Knöchel an Knöchel.
2. Stehe entspannt und locker. Lasse den Kopf vor zum Kinn und zurück zum Nacken gleiten. Kinn soll das Brustbein, Hinterkopf den Nacken berühren. Übe das anfangs 10mal.
3. Drehe den Kopf zur rechten, dann zur linken Schulter. Übe auch das anfangs 10mal.

Diese Übung macht einen schönen Hals und stärkt ihn. Sie ist dafür bekannt, daß sie Lispeln und Stottern bessert, wenn sie täglich und über lange Zeit geübt wird. Der Kopf kann nach einiger Übung auch einmal im Kreis nach rechts und einmal im Kreis nach links gedreht werden. Auch das kann man je Seite auf 5mal steigern. Aus Erfahrung kann ich bei Nackenverspannungen in erster Linie Schulterübungen und Armübungen empfehlen. Den Hals alleine trainieren zu wollen, halte ich für einseitig und nicht bekömmlich. Die besten Erfolge bringen Übungen, die Schultern, Arme und Rücken sowie die Bauchdecke stärken.

Unterstützende Maßnahmen:

Bei langem Sitzen immer einmal unterbrechen und z. B. die Schultern rollen. Oder sich einfach nach hinten biegen und mit den Händen die Wirbelsäule in der Taille stützen.

Nützliche Wirkung: Stimme wird volltönender. Bei Stummen lockert es die Spannungen im Hals und ist sehr segensreich. Bei Stottern und Lispeln.

Tee: Weidenrinde, Johanniskraut.

Nackenstärkung

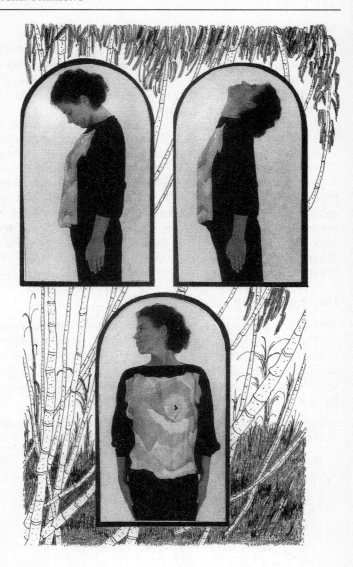

NACKENVERSPANNUNGEN

Körperposition:

1. Stelle dich mit geschlossenen Beinen und barfuß auf den Boden. Die Arme sind sportlich durchgestreckt. Die Hände zu Fäusten geballt.
2. Stelle dir jetzt dein Schultergelenk vor. Die Pfanne, in der sich glatt und geschmeidig eine Kugel dreht.
3. Beginne zuerst ganz langsam die Schultergelenke zu rollen. Die Kreise werden größer und größer, bis deine Oberarme die Ohren streifen. Niemals dürfen die Ellbogen locker sein. Der Ellbogen bleibt immer durchgestreckt.
4. Rolle die Arme anfangs fünfmal nach vorn, fünfmal nach hinten.

Diese Übung ist bekannt für ihre günstige Wirkung bei Nackenverspannungen. Sie kann jederzeit und überall ausgeführt werden. Am besten stellt man sich vor einen Spiegel, um zu kontrollieren, ob die Arme gleichmäßig rollen und ob man versucht, einen Ellbogen abzubiegen, was nicht sein darf. Später kann man das Rollen auf 10mal und 20mal erweitern.

Unterstützende Maßnahmen:

Wenn die Möglichkeit besteht, zwischendurch Entspannungsübungen ausführen. Savasana ist die beste Übung. Hat man keine Gelegenheit zu liegen, kann man diese Übung auch sitzend, den Rücken angelehnt, üben. Immer angenehm ist eine warme Dusche. Nachher kalt Beine und Arme duschen und rechts beginnen. Immer bis 30 zählen, wenn ein Arm oder ein Bein kalt geduscht wird. Nicht länger.

Nützliche Wirkung: Die Arme bleiben wohlgeformt und werden nicht schlaff. Die Haltung bessert sich wesentlich bei regelmäßigem Üben.

SCHULTERROLLEN

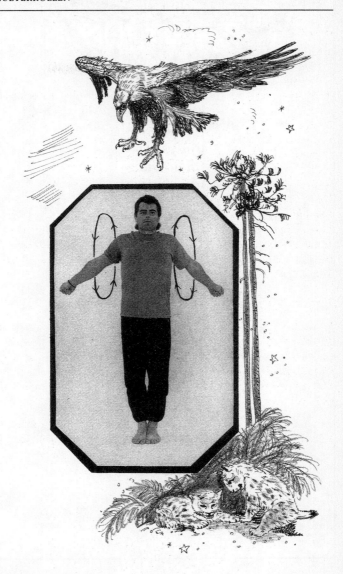

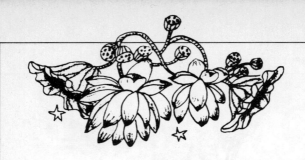

Armdrehung
Armhebung
Armkreisung
Armschwingen
Drache
Ganzheitsstellung
Heuschrecke
Kniekuß

SCHULTER

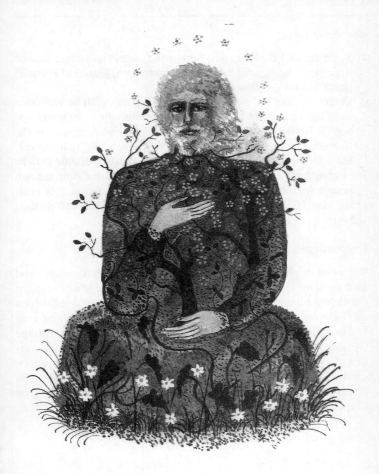

SCHULTERARTHROSE

Körperposition:

1. Stehe gerade (zur Kontrolle vor einem Spiegel) und strecke deine Arme aus. Die Handflächen zeigen nach oben, Kopf und Halswirbelsäule sind gerade gehalten.
2. Drehe bedacht die Arme so, daß die Handinnenfläche von oben nach hinten gedreht wird. Fühle ganz bewußt die haltungsverbessernde Drehung aller Muskeln im Schulter- und Armbereich, die deinem Körper eine jugendliche und schmerzfreie Haltung verleiht. Drehe die Arme 5mal und halte die Halswirbelsäule gerade.

Die Übung nicht ruckartig ausführen, sondern die Arme rund aus den Schultergelenken herausdrehen. Nicht zu schnell und niemals öfter als 10mal und das nur einmal am Tag. Bald wirst du fühlen, daß du dich aufrechter hältst.

Unterstützende Maßnahmen:

Wärme in den Wohn- und in den Schlafräumen. Zugluft im Auto und auch sonst unbedingt vermeiden. Einmal eingetretene Veränderungen der Gelenke behindern durch Schmerzen die Beweglichkeit. Werden die Gelenke aber geschont und nicht mehr beansprucht, ist eine Verschlechterung der Beweglichkeit mit nichts zu verhindern. Keine Gymnastik, darauf achten, daß alle Bewegungsabläufe vermieden werden, die ein erkranktes Gelenk belasten. Kein Hochleistungssport, sondern täglich geeignete Positionen üben. Vorsicht: Ein Zuviel von Übungen ist immer schädlich. Während der Übungen versuchen, im Körper Wohlempfinden zu erzeugen. Entspannt üben.

ARMDREHUNG

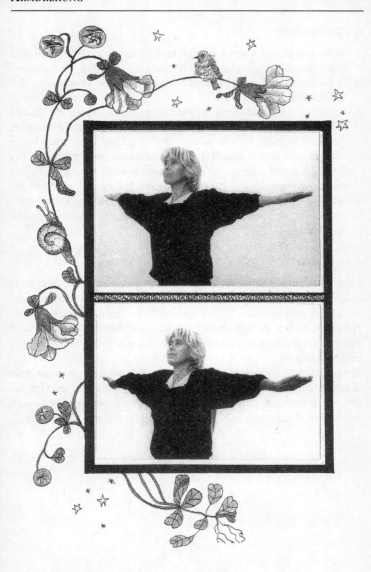

SCHULTERARTHROSE

Körperposition:

1. Stehe mit geschlossenen Beinen und hebe den rechten Arm. Der linke Arm hängt entspannt nach unten.
2. Hebe jetzt den linken Arm nach oben und lasse gleichzeitig den rechten nach unten fallen.
3. Schwinge jetzt die Arme abwechselnd hoch, wobei du gerade stehen bleibst und die Bewegung im Schultergelenk miterlebst. Du fühlst, während du die Arme einmal rechts und links hochschwingst, wie sich deine Haltung bessert und die Brust dehnt. Die Bewegung soll angenehm empfunden werden und niemals zur Anstrengung ausarten. 10mal die Arme schwingen. Der Mund soll leicht geöffnet sein, da alle Menschen unbewußt Kaubewegungen ausführen, wodurch Verspannungen auf Gelenke übertragen werden können.

Unterstützende Maßnahmen:

Jede Position nur mit entspannter Muskulatur ausführen. Immer in einem warmen Raum, mit bequemer Kleidung, nach einem warmen Duschbad oder vor dem Schlafengehen. Jede unnötige Belastung wie Heben, Schieben, Ziehen vermeiden. Keine Kältereize, denn dadurch ziehen sich die Muskelfasern reflektorisch zusammen. Warme Wohn- und Schlafräume.

Bei plötzlichen heftigen Schmerzen, die sich verstärken, wenn man den Arm seitlich vom Körper abheben möchte, sogleich zum Arzt, der feststellen muß, ob eine akute Schultersteife vorliegt, die behandelt werden muß, da sonst später Verwachsungen entstehen könnten.

Armhebung

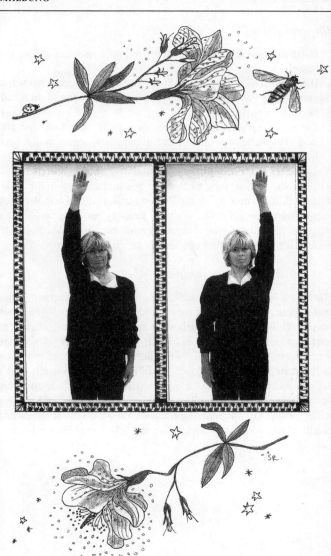

SCHULTERARTHROSE

Körperposition:

1. Stehe mit geschlossenen Beinen oder sitze auch gerade auf einem Sessel.
2. Die Schultern werden nun 5mal in großen Kreisen nach hinten gerollt. Kopf und Halswirbelsäule bleiben gerade aus dem Schulterbereich herausgehalten.
3. Die Schultern werden nun nach vorn gerollt. Große Kreise ziehen und Halswirbelsäule und Kopf gerade aus dem Schulterbereich herausgestreckt halten. 5mal.

Versuche die Schultern mit dem Gefühl des Wohlbefindens zu rollen. Schließe die Augen, ruhe dich dabei aus und fühle, wie die Gelenke sich wohlfühlen und durch die Bewegung das Gefühl von Wärme und Entspannung entsteht. Die Position kann 1- bis 3mal am Tag geübt werden. Nicht übertreiben, immer versuchen, ein Gefühl des Wohlbefindens während der Bewegungsabläufe zu empfinden.

Unterstützende Maßnahmen:

Wärme in Wohn- und Schlafräumen. Wärmen mit warmen Duschen und Baden, nachher immer ruhen und Savasana üben. Wärme besonders durch Bewegung in entspanntem Zustand. Wärme führt zu einer stärkeren Durchblutung der Haut, des Kreislaufs, der Atmung, Schmerzen lassen nach, die Beweglichkeit der Gelenke bessert sich fortschreitend. Spazierengehen, Wandern in netter Gesellschaft und Tanzen sollte man auf jeden Fall einplanen. Freunde dazu anregen, denn alleine neigt der Schüler dazu, ein Faulpelz zu sein. In Gesellschaft, besonders mit Leidensgefährten, kann man die schnellsten und nachhaltigsten Erfolge erzielen. Immer 6-Wochen-Plan anlegen.

Armkreisung

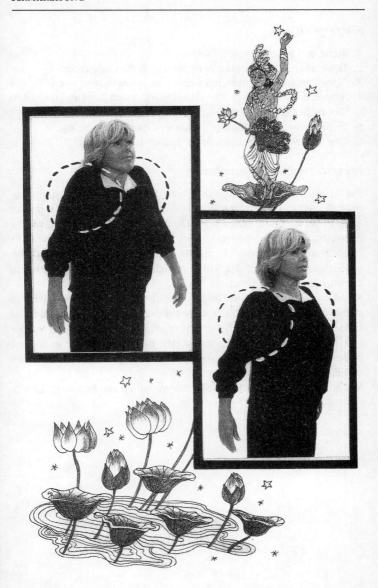

Schulterarthrose

Körperposition:

1. Stehe mit geschlossenen Füßen.
2. Hebe zuerst den rechten Arm, sportlich durchgestreckt.
3. Schwinge den Arm durchgestreckt nach unten und oben.
4. Stoppe den Arm immer ab – damit er nicht den Kopf und nicht den Oberschenkel berührt.
5. Hinaufschwingen – Stopp. Hinunterschwingen – Stopp.
6. Übe diese Übung anfangs 5mal. Später 10- bis 20mal.

Unterstützende Maßnahmen:

Die Arme werden gekräftigt und wohlgeformt. Im Alter wird alles, auch die Arme, ein wenig schlaffer. Ganz einfach, weil man mit dem Alter bequemer und fauler wird. Doch nichts freut mehr, als bis ins hohe Alter ein angenehmer Anblick für seine Umgebung zu sein. Es entlockt manchem ein Lächeln, mit welchem Ernst ein Aufwand von Geld und Zeit angewendet wird, um sich mit Kleidung und anderem Zubehör zu verschönern.

Kein Übergewichtiger kann jemals erreichen so auszusehen, egal, was an ihm hängt, wie ein aufrecht schreitender schlanker Mensch, der das Lächeln seines Herzens im Gesicht trägt. Jugendlichkeit und Schönheit ist das Resultat von Disziplin. Mit nichts kann man seine Zeit besser vertreiben, als damit, sich um sein körperliches Wohlbefinden zu bemühen.

Mühe bringt immer besten Erfolg und unendlich viel Freude im Leben.

ARMSCHWINGEN

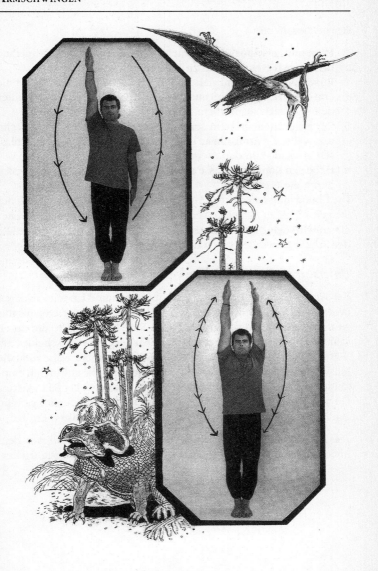

ARTHROSE – SCHULTERGELENKE

Körperposition:

1. Stehe mit geschlossenen Beinen. Arme hängen starr und gerade herunter. Die Hände sind zu Fäusten geschlossen.
2. Runde die Lippen und ziehe durch das runde Loch der Lippen die Luft ein. Halte die Luft an und blase die Backen auf, so daß sich unter deiner Gesichtshaut überall Luft ausbreitet.
3. Bei angehaltenem Atem senkst du nun das pausbäckige Gesicht; und ziehst die Arme hinauf und herunter. Hinaufziehen – fallenlassen – solange du den Atem anhalten kannst.
4. Hebe den Kopf hoch. Lasse die Wangen einfallen und atme langsam durch die Nase aus.

Die Übung führst du anfangs 3- bis 5mal aus. Nach langsamer täglicher Steigerung bis zu 30mal steigern. Stehe aufrecht. Einem heißen Feuer gleich wird dein Nacken durchströmt. Knochen, Muskeln, Blutgefäße der Schultern werden gestärkt.

Unterstützende Maßnahmen:

Bei akuter Schultersteife sofort Arzt aufsuchen und Ursache abklären lassen. Den Verschleiß der Schultersehnen versucht der Organismus zu unterstützen und produziert kleine Kalkablagerungen, die durch ständige Überlastung größer werden. Nur der Arzt entscheidet, ob Wärme oder Kälte empfehlenswert ist. Keinen Alkohol. Kälte zieht die Muskeln zusammen, Wärme wird nach einer Dusche angenehm empfunden. Übersäuerung vermeiden. Fettlos leben, wenig Süßigkeiten. Oft werden im Schulterbereich richtige Verhärtungspunkte gefühlt. Leichte Bewegung und Diät bringen die wirkungsvollsten Erfolge.

Tee: Brennessel, nüchtern morgens, vor dem Mittagessen, vor dem Abendessen, ein Glas Wasser mit einem Teelöffel Apfelessig trinken.

Drache

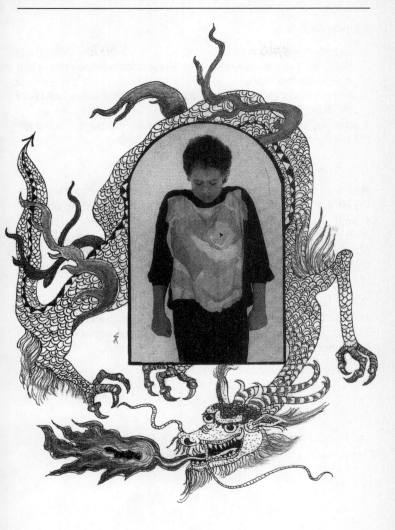

Arthrose – Schultergelenke

Körperposition:

1. Lege dich auf den Rücken.
2. Hebe die Beine nach hinten, bis bei gespreizten Beinen die Zehen den Boden berühren.
3. Nimm mit der rechten Hand die rechte Zehe, mit der linken Hand die linke Zehe und halte sie fest.

Die Übung wird einmal ausgeführt. Anfangs 30 Sekunden. Nach täglicher Steigerung 10–15 Minuten.

Unterstützende Maßnahmen:

Schonend werden Schultern, Rücken und Arme gekräftigt. Die Anfälligkeit der Schultergelenke liegt weniger im Gelenk, als in der Umgebung des Gelenkes. Bewegungsmangel ist bei allen Gelenksverschleißerscheinungen (Arthrose) die Hauptursache. Regelmäßige Schulterübung ist Pflicht, wenn man beschwerdefrei bleiben möchte. Leichte Kost ohne Innereien, keine Wurst, wenig Fleisch. Reichlich reines Wasser und Kräutertee trinken. Kein Übergewicht.

Nützliche Wirkung: Gegen Altern, gegen Körpergeruch, gegen Hautkrankheiten. Eine der bekanntesten Verjüngungsübungen. Gegen Asthma, stärkt Augen. Hilft gegen Mandelerkrankungen und Halserkrankungen. Kreislauf in den Lungen wird angeregt.

Tee: Brennessel, Zinnkraut, Birkenblätter.

GANZHEITSSTELLUNG 2 (nicht bei Herzkrankheiten/Bluthochdruck)

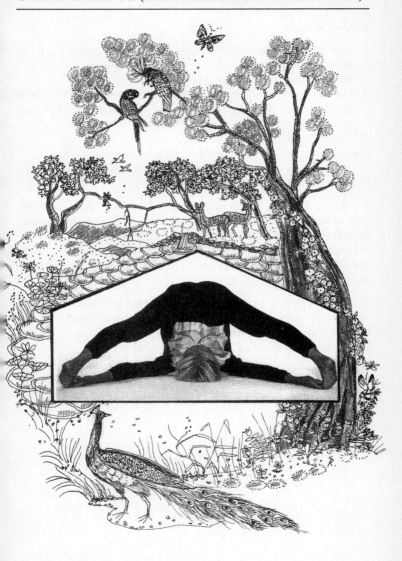

ARTHROSE — SCHULTER

Körperposition:

1. Lege dich auf den Bauch. Beine geschlossen. Arme gestreckt. Hände zu Fäusten ballen.
2. Das Gewicht liegt auf den Schultern und Armen.
3. Der Körper wird oberhalb und unterhalb des Nabels, so hoch du kannst, vom Boden gehoben. Halte den Atem an und zähle anfangs bis 20, später bis 40.
4. Langsam senken und ausruhen.

Die Übung nicht öfter als einmal, dafür aber zweimal am Tag.

Unterstützende Maßnahmen:

Bei gutem Kreislauf Moor- und Fangopackungen. Aber von echtem und dauerhaftem Erfolg sind vor allem tägliche Bewegungsübungen für Schulter, Arme und Rücken. Das kann jeder Schüler, der beschwerdefrei durch täglichen Einsatz wurde, gerne bestätigen. Übergewicht reduzieren. Viel klares Wasser und Kräutertee. Keine Wurst und Innereien, wenig mageres Fleisch.

Nützliche Wirkung: Die Brust wird weit, Schultern und auch Verdauung haben großen Nutzen von dieser Übung. Viele Fähigkeiten des Mannes werden gesteigert. Gegen Verstopfung. Regt die Verdauung an. Fördert die Durchblutung feinster Gefäße.

Tee: Weidenrinde, Birkenblätter, Brennessel.

Heuschrecke

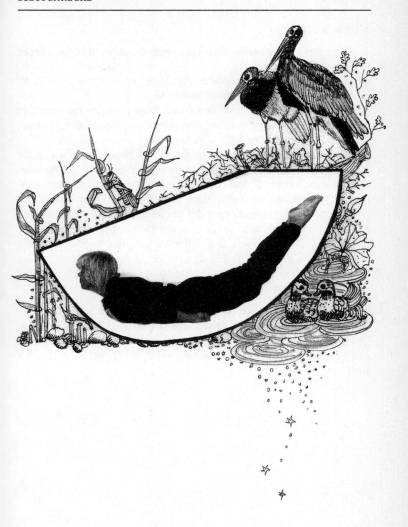

SCHULTER

Körperposition:

1. Stehe mit geschlossenen Füßen am Boden. Arme und Oberkörper emporgestreckt.
2. Beuge dich jetzt langsam vor, bis deine Hände rechts und links neben den Füßen am Boden aufliegen.
3. Knie sind durchgestreckt. Beine und Füße sind geschlossen. Der Kopf sollte die Knie berühren. Verbleibe solange in der Position, wie es dir angenehm ist. 5–30 Atemzüge.

Die Übung wird nur einmal ausgeführt. Daß diese Position nur für einen geübten Schüler zulässig ist, ist selbstverständlich. Ich betone, daß ein gewaltsames Hinunterbeugen zu Sehnenscheidenentzündungen und Gelenkerkrankungen führt. Jede Yogaposition soll so ausgeführt werden, daß sie im Körper des übenden Schülers Wohlbefinden hervorruft. Dazu gehört in erster Linie ein warmes bis heißes Strömen, das durch die Glieder zieht und äußerst angenehm empfunden wird, während man sich in sich selbst zurückzieht und ein wunderbares Empfinden von Ruhe, Frieden und Müdigkeit erlebt. Die Übung wird sehr langsam aufgelöst. Nachher ruht man sich kurze Zeit aus.

Nützliche Wirkung: Nicht nur die Schultern werden stark, auch die Brust wird breit, und die Taille schlank. Dadurch, daß die Wirbelsäule geschmeidig und biegsam ist, heilt diese Übung viele unerkannte Krankheiten und stärkt das Abwehrsystem. Das Gewicht wird reduziert.

KNIEKUSS

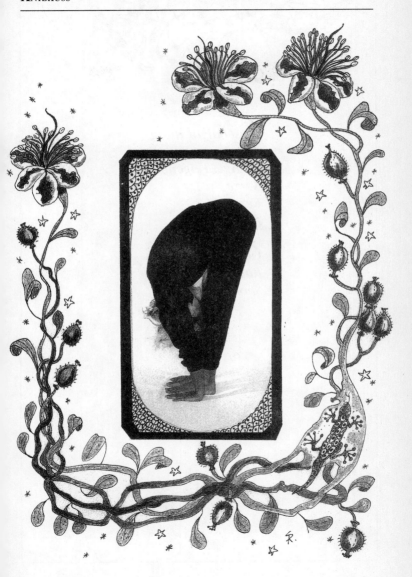

Blasebalgatmung
Frosch
Heiliger Feigenbaum
Kerze Nr. 1
Kerze Nr. 2
Kerze Nr. 3
Kuhkopf
Ochse
Rad
Skorpion

BRUST

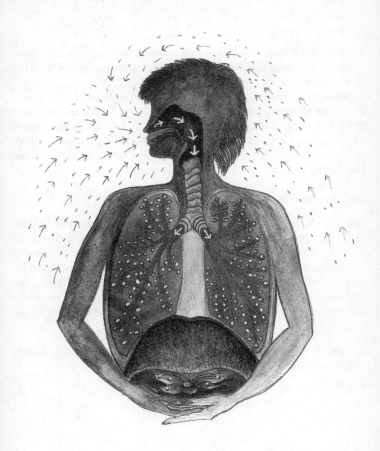

ATMUNG

Körperposition:

1. Stehe mit fest geschlossenen Füßen aufrecht. Beuge dich 60 Grad nach vorn. Lege die Hände an die Taille. Daumen zeigt nach vorne.
2. Einatmen – Bauch vorstrecken.
3. Ausatmen – Bauch einziehen. Übe dies anfangs 5mal.

Bei dieser Übung ist es wichtig, das Atemtempo langsam zu steigern. Beim Einatmen soll der Bauch immer nach vorn schnellen. Beim Ausatmen muß er eingezogen werden. Der Schüler übt solange, bis er in schneller Folge seinen Bauch vorschnellen und zurückziehen kann. Die Übung kann bis 25mal gemacht werden.

Unterstützende Maßnahmen:

Die Bauchmuskeln werden im Alltagsleben wenig beansprucht, wodurch sie erschlaffen. Durch die Blasebalgatmung werden die schlaffen Muskeln wieder gekräftigt. Die ständige Massage der Bauchwände durch die schnelle Muskelbewegung verbessert die Durchblutung und verhindert Fettansatz. Wirkt regulierend auf alle Drüsen, die im Unterleib liegen. Bei Asthma eine hilfreiche Atemübung, ebenso für Bauchspeicheldrüse und Schilddrüse. Vegetarische Kost empfehlenswert.

Nützliche Wirkung: Asthma, Kräftigung der Bauchmuskeln, Unterleibsbeschwerden, Übergewicht.

Tee: Huflattichblätter, Thymian, Fenchel.

BLASEBALGATMUNG

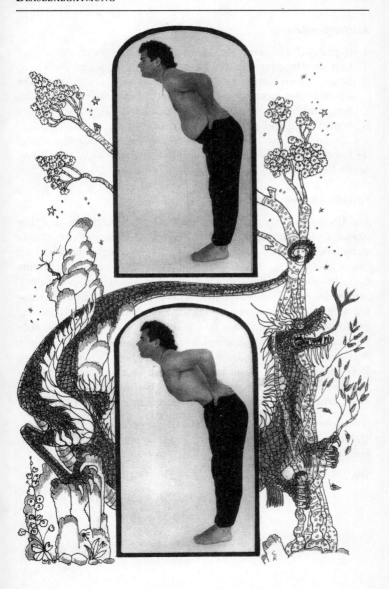

Atmung (Asthma)

Körperposition:

1. Hocke dich auf den Boden. Fersen sind geschlossen.
2. Lege die Handinnenflächen übereinander über deinen Nabel.
3. Beuge deinen Körper weit vorwärts und hebe deinen Kopf. Die Augen blicken geradeaus. Du verharrst unbeweglich in dieser Stellung und fühlst, wie Wärme durch deinen Körper strömt. Du atmest ruhig und gleichmäßig durch die Nase.

Die Übung wird nur einmal ausgeführt, anfangs 30 Sekunden, später 2–5 Minuten. Dein Körper wird nach dieser Übung leicht sein. Atemkontrolle wird geübt und gefestigt.

Unterstützende Maßnahmen:

Die Übung ist die nützlichste für Schüler, die kurzatmig sind. Die Atmung wird nach einiger Zeit auf weniger Atemzüge pro Minute reduziert. Ca. 15mal pro Minute atmet ein Schüler. Bei Ausübung durch längere Zeit zähle ich nie mehr als 3–4 Atemzüge pro Minute bei allen meinen Schülern. Kleine, leichte Mahlzeiten, dafür öfter. Inhalationsgerät zu Hause oder Gesichtssauna. Inhalat Kamillosan flüssig oder nach Anordnung des Arztes. Kein Schwimmen im Hallenbad (Chlorwasser und Raumenge). Auf jeden Fall vegetarische Kost. Rohkost und frische Säfte. Kneippkuren unter Fachaufsicht. Zu Hause Wechselarmguß und Wechselkniguß. Immer Ursachen im seelischen Bereich erforschen. Täglich Entspannungsübungen und Atmungsübungen durchführen. Kein Übergewicht. Bei Asthma haben Schüler beste Erfolge mit diesen Vorschlägen erreicht.

Nützliche Wirkung: Befreit von Blähungen im oberen Abschnitt des Darmes. Nützlich bei dickbäuchigen Personen. Nützlich bei Unterleibsbeschwerden.

Tee: Eukalyptusblätter, Thymian, Huflattichblätter.

FROSCH (Atemübung)

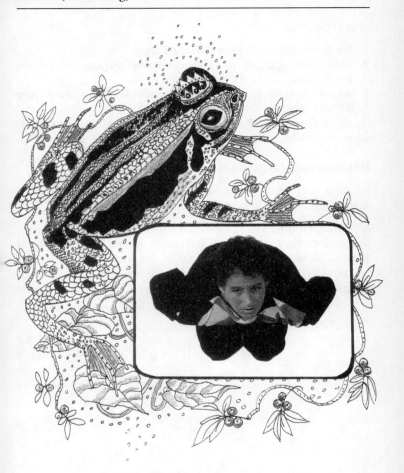

Asthma

Körperposition:

1. Mit geschlossenen Beinen aufrecht stehen.
2. Linke Hand senkrecht nach oben strecken. Rechten Arm seitlich ausstrecken.
3. Rechtes Bein nach hinten und oben strecken. Der Oberkörper bleibt aufrecht.

Die Körperposition wird einmal ausgeführt. Dann die andere Körperseite. Die Zeitdauer beträgt anfangs 30 Sekunden. Später 5 Minuten.

Unterstützende Maßnahmen:

Inhalator oder Gesichtssauna besorgen: Inhalat nach Verordnung des Arztes. Vegetarische Kost. Rohkost.

Nützliche Wirkung: Der Heilige Feigenbaum ermöglicht es dem Körper, größere Mengen Sauerstoff aufzunehmen, wodurch in erhöhtem Maße Kohlendioxyd ausgeschieden wird. Für Frauen ist er besonders segensreich, denn diese Position kann während der Schwangerschaft ausgeführt werden. Der Heilige Feigenbaum schenkt Gesundheit und Schönheit. Stärkt die Lunge.

Tee: Eukalyptusblätter, Thymian, Fenchel.

Heiliger Feigenbaum

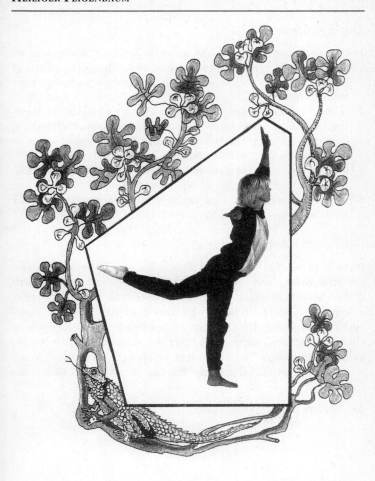

DURCHBLUTUNG

Körperposition:

1. Lege dich auf den Rücken. Stütze mit beiden Fäusten, die du unter das Kreuzbein schiebst, dein Becken. Hebe die Beine gestreckt hoch. Die Fäuste drehe so, daß du ohne Druckschmerz ganz bequem liegst.
2. Schließe jetzt die Augen, genieße die Übung und mache 30 Atemzüge zu Anfang. Später kannst du die Atemzüge bis auf 150 steigern, das sind 5 Minuten. Atme wie immer durch die Nase und versuche das größtmögliche Wohlbefinden zu empfinden.
3. Löse dich ganz langsam aus der Position, ruhe dich einige Atemzüge lang liegend aus, bis du wieder aufstehst.

Diese Position wird einmal am Tag ausgeführt. Man versucht in der Folge als nächstes die Kerze Nr. 2, noch später Kerze Nr. 3 zu üben.

Unterstützende Maßnahmen:

Diese Ruheposition regelt die Tätigkeit der Geschlechtsdrüsen und der Schilddrüse. Man sagt, diese Position hält Gesichtsrunzeln fern und verhütet vorzeitiges Altern. Diese Position verhütet Arteriosklerose und verhindert, daß sich der ernährende Blutstrom auf ein armseliges Rinnsal einengt. Herz, Gehirn, Nieren, Beingefäße bleiben ausreichend durchblutet, wenn der Schüler die Kerze täglich übt. Ausgedehnte Spaziergänge, Normalgewicht, wenig tierisches Eiweiß, keine Wurst und Innereien, kaltgepreßte Pflanzenöle zum Salat erhalten die Gesundheit.

Tee: Herzspann, Weißdorn, Mistel.

Kerze Nr. 1

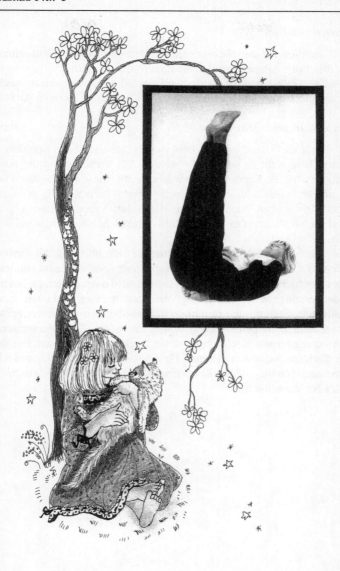

Durchblutung

Körperposition:

1. Lege dich auf den Rücken. Hebe Beine und Rücken und stütze dabei den Körper, mit den Händen in den Hüften.
2. Schließe die Augen und atme anfangs 20 Atemzüge, die du nach einiger Übung auf 30, 60, 90 und 150 Atemzüge steigern darfst.

Unterstützende Maßnahmen:

Die Kerze darf einmal am Tag geübt werden. Sie ersetzt den Kopfstand, nur soll sie nicht zu kurz geübt werden. Für Verbesserung der Sehschärfe wird die Kerze 5 Minuten lang geübt. Diese Kombination ist ideal. Für Augen: 5 Minuten Kerze, 5 Minuten Verbesserung der Sehkraft täglich üben, nach 6-Wochen-Kalender. Augenverbesserungen sind nach 6 Monaten zu erwarten. Also bitte nicht aufgeben, wenn der Schüler seine Augen bessern will.

Die Segnung der Kerze ist die wohltuende Durchblutung des ganzen Körpers. Die Kerze ist eine Entspannungsposition und lindert Beschwerden der Schilddrüse. Das Gehirn wird durchblutet, und es ist jedem Schüler bis ins hohe Alter anzuraten, die Kerze zu üben. Man sollte sein Gehirn auch durch Gedächtnisübungen trainieren, Sprachen lernen, Gedichte lernen und wiederholen, Telefonnummern auswendig lernen, Rechnungen ohne Taschenrechner lösen. Es gibt für die Kerze keine Altersgrenze. Mein ältester Schüler ist 92, und ich habe auch Schüler, die 100 kg wiegen – kein Hindernis, die Kerze Nr. 1 oder Nr. 2 zu üben.

Kerze Nr. 2

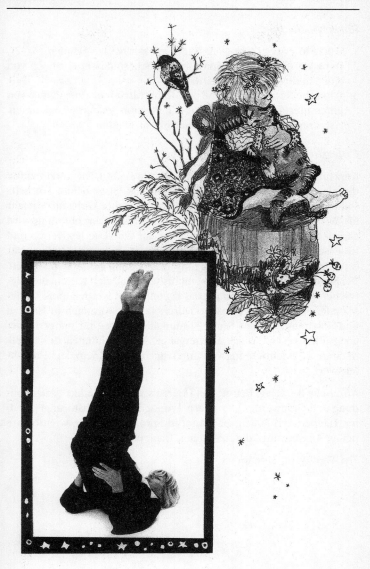

DURCHBLUTUNG

Körperposition:

1. Stütze in erster Linie deine Taille gut mit beiden Händen.
2. Hebe aus eigener Kraft den Körper hoch, so daß er nur noch von den Schultern getragen wird.
3. Versuche Körper und Beine gerade zu halten und atme immer von unten hinauf in die Füße. Halte die Position anfangs 30 Sekunden. Nach regelmäßigem Üben später bis zu 15 Minuten.

Unterstützende Maßnahmen:

Herz und Gehirn werden reichlich mit Blut versorgt. Die Kerze hat fast die gleiche Wirkung wie der Kopfstand. (Kopfstand und Lotossitz sollten vom Schüler nicht geübt werden, da immer Verletzungsgefahr für Wirbelsäule und Kniegelenke besteht.) Die Durchblutung wird angenehm angeregt. Wenn der Schüler auf Wurst, fettes Fleisch und Käse sowie auf süßes Backwerk verzichtet und sein Idealgewicht erreicht, wird er großen Erfolg mit dieser Übung verbuchen können. Bei Durchblutungsstörungen ist nichts so erfolgreich wie ein umfangreiches Bewegungsprogramm, das täglich geübt werden muß. Wechselbäder sind nicht erwünscht. Durchblutungsstörungen in Händen und Füßen sind harmlos. Sauna ist empfehlenswert. Und immer: Bewegungsübungen und lange Spaziergänge. Trockenbürsten der Extremitäten. In Strichrichtung von unten nach oben. Kneippkur empfehlenswert.

Nützliche Wirkung: Befreit von Übergewicht. Verhindert Glatzenbildung und Grauwerden der Haare. Wunderbar bei Sehstörungen, kalten Händen und Füßen. Hält Alterungsprozeß auf. Eine wunderbare heilige Übung, über die man tiefen Dank empfindet.

Tee: Weißdorn, Ehrenpreis.

KERZE (Schulterstand) (nicht bei Bluthochdruck/Herzkrankheiten)

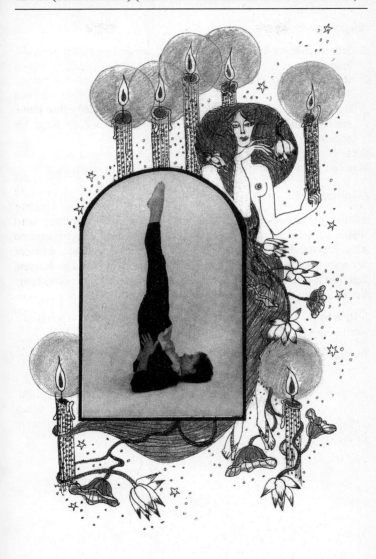

Lunge (Asthma – Lungentuberkulose)

Körperposition:

1. Setze dich und biege den linken Fuß so, daß die Ferse am Basispunkt liegt.
2. Stelle das rechte Bein über das linke. Die Fußsohle soll den Boden berühren.
3. Hebe den rechten Arm hoch und versuche nun, die rechte Hand mit der linken Hand festzuhalten. Atme ruhig durch die Nase. 15 Atemzüge. Dann auf die andere Seite wechseln.

Diese Übung ist schwer. Anfangs wird sie 30 Sekunden, später 1–3 Minuten geübt. Es ist die beste Übung bei Lungenkrankheiten.

Unterstützende Maßnahmen:

Schüler, die an Asthma oder Lungentuberkulose leiden, sollten diese Übung schätzen. Durch diese Übung wird immer ein Lungenflügel zu stärkerer Aktivität gezwungen. Wird die Stellung gewechselt, arbeitet der andere Lungenflügel stärker. Die Blutzirkulation wird gesteigert, und man atmet mehr Sauerstoff ein. Kuhkopf ist eine der segensreichsten Reinigungsübungen.

Nützliche Wirkung: Die Übung stärkt Füße, Knie. Arme und Schultern werden gekräftigt. Asthma – Lungentuberkulose.

Tee: Thymian, Huflattich.

Kuhkopf (verboten bei Kniebeschwerden)

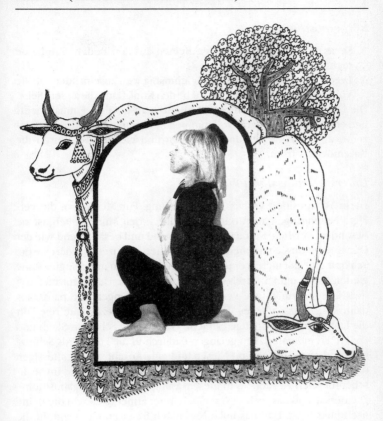

ATMUNG

Körperposition:

1. Setze dich mit angewinkelten Beinen auf den Boden. Die Beine nicht zu eng zusammen.
2. Lege die Hände auf die Erde. Gleichmäßig weit auseinander wie die Vorderhufe eines Ochsen und hebe den Kopf. Dann die andere Seite.

Die Übung wird schon anfangs 5 Minuten ausgeführt. Einmal rechts und einmal links. Verharre vollkommen bewegungslos und achte konzentriert auf deine Atmung, die ruhig und gleichmäßig durch die Nasenlöcher strömt.

Unterstützende Maßnahmen:

Diese Yogaposition verbessert die Atmung. Für Menschen, die verlegte Nasengänge haben oder gerne durch den Mund atmen, ist sie besonders nützlich. Keine ist so beruhigend und besänftigend wie der Ochse. Übst du sie mit offenen Augen ohne zu blinzeln, fördert sie die Sehkraft und läßt dich in einen meditativen Zustand unbedingter Ruhe gleiten. Atme immer durch die Nase aus und ein. Der Atemtrakt von der Nase bis zur Lunge verfügt über Einrichtungen, die pausenlos dafür sorgen, daß nur feuchte, erwärmte und nahezu staubfreie Luft die Luftbläschen der Lunge erreicht. Ganz wenig Schmutz, Staub und andere Fremdmaterialien gelangen dadurch in die Lunge. Als Schutzreflexe dienen Husten und Niesen und eine Anzahl von dickflüssigen und dünnflüssigen Sekreten. Bei Asthma ist oft die Ursache im seelischen Bereich zu suchen. In diesem Fall beruhigt die Yogaposition. Du merkst, daß das rechte Nasenloch freier atmet, wenn du die Beine nach links legst. Und das linke Nasenloch freier atmet, wenn du die Beine nach rechts legst. Eine segensreiche heilige Übung für verlegte Naseneingänge und Schüler, die gerne durch den Mund atmen. Bei Atembeschwerden soll der Schüler zu Hause ein Inhalationsgerät (Gesichtssauna) bereit haben, um mit einem vom Arzt empfohlenen Inhalat (Bepanthen, Kamillosan) zu inhalieren. Schwimmen in Hallenbädern ist für Asthmaleidende wegen des Chlorwassers nicht empfehlenswert. Der Ochse kann, da er keine schmerzhaften Nebenwirkungen hat, solange ausgeübt werden, wie es angenehm ist.

Tee: Euklyptusblätter, Huflattich.

Ochse

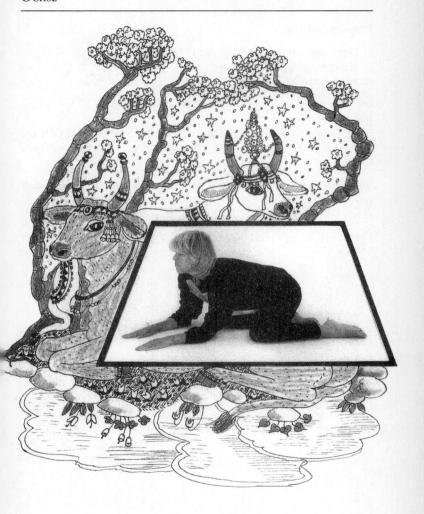

Atemwege

Körperposition:

1. Lege dich auf den Rücken. Ziehe Füße ans Gesäß.
2. Hände lege neben den Kopf auf den Boden.
3. Wölbe den Körper vom Boden mit eigener Kraft hoch.

Die Körperposition wird einmal ausgeführt. Anfangs 30 Sekunden. Später 5 Minuten.

Diese Übung weitet die Brust und macht die Knochen und Gelenke des Brustkorbes wieder gelenkig, wodurch sich der Atmungsvorgang verbessert.

Nützliche Wirkung: Durch das Rad läßt sich der Alterungsprozeß aufhalten. Eine frühzeitige Versteifung der Wirbelsäule läßt den Menschen schneller altern.

RAD

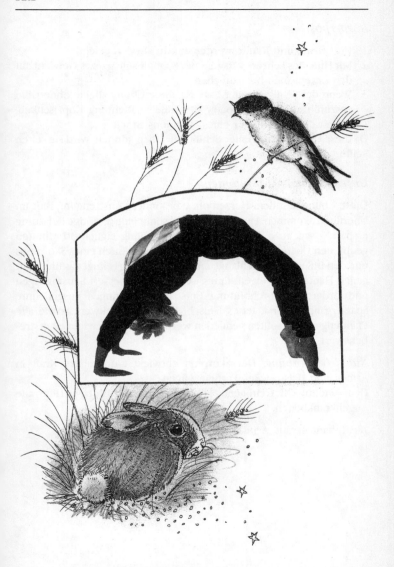

Durchblutung

Körperposition:

1. Unterarme und Hände werden auf den Boden gelegt.
2. Mit Hilfe des Lehrers versucht der Schüler sein ganzes Gewicht auf den Unterarmen hochzuheben.
3. Wenn der Schüler in der Lage ist, diese Übung alleine ohne Hilfe auszuführen, kann er später die Füße in Richtung Kopf senken, womit die Stellung der eines Skorpions ähnelt.

Da diese Übung sehr wenige Schüler ausüben können, wird sie selten geübt.

Unterstützende Maßnahmen:

Diese Übung läßt dem Herzen ohne besondere Anstrengung Blut im Überfluß zukommen. Dem Herzen wird somit jede unnötige Belastung erspart – sagt man. Es heißt, daß diese Übung täglich 30 Minuten geübt, den Übenden immun gegen den giftigen Stich eines Skorpions und den Biß einer Giftschlange macht. Die Übung reinigt das Blut, hilft gegen Hauterkrankungen. Eines ist sicher: Sie bessert Sehstörungen und fördert die Durchblutung. Entspannungsübungen, ausgedehnte Spaziergänge. Wurst, fettes Fleisch, Käse und Backwerk sowie alle Pfannengerichte sollten gemieden werden. Normalgewicht ist erstrebenswert.

Nützliche Wirkung: Der Skorpion entwickelt ungeahnte Kraft in Armen und Hals-Nacken-Partien. Augen.
Ganz wichtig: Blutreinigend. Führt dem Herzen Blut zu. Heilt alle Augenkrankheiten.

Tee: Johanniskraut, Arnikablüten, Mistel, Herzspann.

SKORPION

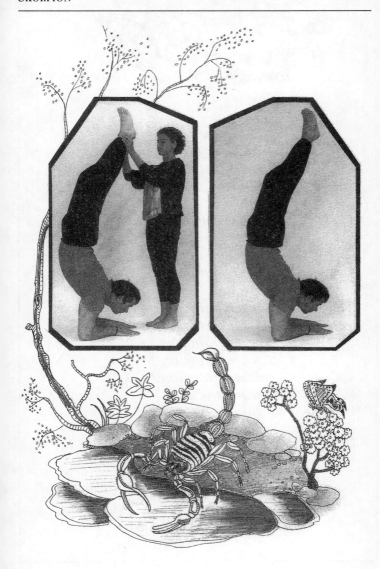

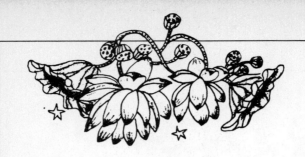

Aufwärmen
Bauchmuskelstärkung
Diamantsitz Nr. 2
Drehsitz
Hase
Kreuzübung
Kräftigungsübung Nr. 1
Kräftigungsübung Nr. 2
Körperkräftigung
Krokodil
Rückenposition
Rückenkräftigung Nr. 1
Rückenkräftigung Nr. 2
Rückenkräftigung Nr. 3
Rückenkräftigung Nr. 4
Rückenstreckung
Schwanenhals
Sonnenrad
Winkel
Zweifüßler

RÜCKEN

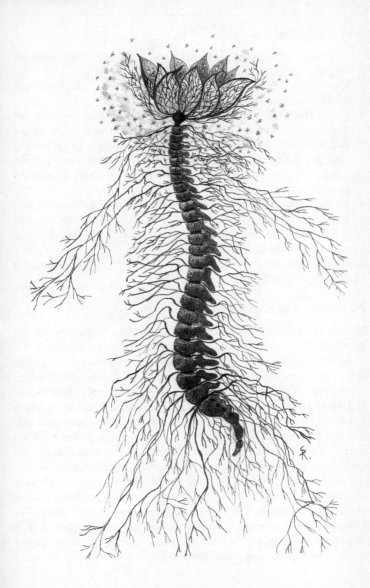

Kreuzschmerzen

Körperposition:

1. Liege auf dem Boden, strecke die Arme hoch und verschränke die Finger ineinander.
2. Richte dich langsam auf dem linken Ellenbogen auf. Die Finger bleiben ineinander verschränkt.
3. Jetzt beugst du dich langsam vorwärts. Der Kopf wird schwer hängengelassen. Die Arme gleiten nach vorn. Der Kopf ist locker und wird von der Schwerkraft nach unten gezogen. Die Schultern sind ebenfalls schwer. Die Ellenbogen und Hände sind schwer. Atme ruhig durch die Nase und verharre in dieser Position 5 Atemzüge lang.
4. Richte dich langsam auf. Die Hände bleiben ineinander verschränkt. Du läßt dich Wirbel für Wirbel nach hinten hintergleiten, bis du in der Ausgangsstellung bist. Dann richte dich über den rechten Ellenbogen auf.

Die Übung wird solange ausgeführt, wie sie einem angenehm ist, aber nicht öfter als 5mal rechts und 5mal links.

Unterstützende Maßnahmen:

Ein Schüler, der lange Zeit keine Bewegungsübung ausgeführt hat, der ungelenkig und steif geworden ist, der Kreuzschmerzen hat, sollte diese Übung wählen, um wieder das Vertrauen zu seinem Körper zu gewinnen. Alles Verhalten besteht aus vier untrennbar miteinander verbundenen Teilen: aus mobilisierten Muskeln, Sinnesempfindungen, Gefühl und Denken. Innere Vorgänge machen sich in veränderten Muskeln bemerkbar. Ein Muskelkorsett bewegt sich wieder einwandfrei und harmonisch während einer Bewegungsübung. Wer weiß, ob sich dieses Wohlbefinden nicht auch auf die Sinnesempfindungen, das Gefühl und das Denken überträgt? Meine Meinung ist, daß ein Körper, der sich so richtig wohlfühlt, dieses Empfinden auch auf das Denken ausdehnt, ebenso wie sich Neid und Mißgunst verheerend auf Gesichtsausdruck, Haltung und Lebenseinstellung auswirken. Die Ursachen von organischen und geistigen Kreuzschmerzen fließen ineinander und sind sehr schwer zu erkennen. Aber ich weiß, harmonische Bewegung bringt harmonische Laune mit sich.

AUFWÄRMEN

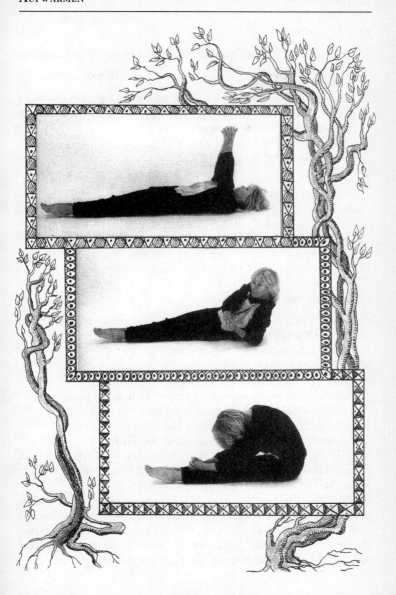

Kreuzschmerzen

Körperposition Nr. 1:

1. Liege auf dem Rücken. Strecke die Arme gerade nach hinten aus. Winkle beide Beine an.
2. Ziehe langsam beide Knie in Richtung Brust.
3. Hebe die Arme und den Kopf. Bewege langsam das Gesicht in Richtung Knie. Wiederhole die Übung solange sie dir angenehm ist. Nicht mehr als 5 Bewegungsabläufe.

Körperposition Nr. 2:

1. Liege auf dem Rücken. Verschränke die Hände am Hinterkopf. Winkle die Beine an.
2. Führe langsam Ellenbogen und Knie zueinander. Wiederhole die Übung solange sie dir angenehm ist. Nicht mehr, als 5 Bewegungsabläufe.

Diese Übung darf in keine Turnübung ausarten. Übe sie langsam und versuche während der Übung Wohlbefinden zu empfinden.

Unterstützende Maßnahmen:

Der Mensch richtete sich vor Jahrmillionen auf und wurde zum Zweibeiner. Das Rückgrat paßte sich langsam dieser Veränderung an, aber es sind viele Schwachstellen geblieben.

Wirbelsäule: (24 Wirbelkörper)
  7 Halswirbel (sehr beweglich)
12 Brustwirbel (wenig beweglich, tragen auch die Rippen)
  5 Lendenwirbel (sehr beweglich, aber auch Schwachstelle)
Kreuzbein (fünf miteinander verwachsene Wirbelkörper)
Steißbein (Basispunkt für Schlangenkraft »Kundalini«)
Schlangenkraft ist am Ende der Wirbelsäule und wird symbolisch als aufgerollte schlafende Schlange dargestellt. Schlangenkraft ist die in jedem Menschen vorhandene kosmische Energie.
Bauchmuskelstärkung Nr. 1 und Nr. 2 haben sich als überaus nützlich bei Kreuzschmerzen bewährt. Solange eine Wirbelsäule geschmeidig und beweglich ist, fühlt sich ein Mensch jung. Ursache bei Kreuzschmerzen ist immer eine Starre des Brustkorbes und eine geschwächte Bauchmuskulatur. Übergewicht meiden.

BAUCHMUSKELSTÄRKUNG

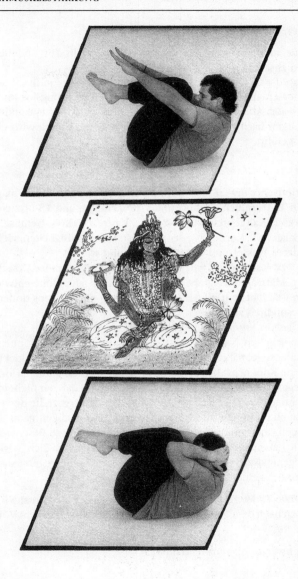

OSTEOPOROSE (Knochenschwund)

Körperposition:

1. Sitze auf den Fersen. Die Zehen sind aufgestellt. Die Knöchel stoßen zusammen.
2. Lege die Hände mit geschlossenen Fingern (wie ein Blatt) auf die Oberschenkel. Sitze gerade und verharre bewegungslos in dieser Position. Anfangs 15 Atemzüge, später bis 150 Atemzüge und mehr, langsam nach 6-Wochen-Plan steigern. Diese Übung wird einmal ausgeführt.

Unterstützende Maßnahmen:

Kein tierisches Eiweiß, außer Huhn, Kabeljau, magere Milch, mageren Topfen, Buttermilch, Joghurt und 9-prozentigen und 15-prozentigen Magerkäse. Kaltgepreßte Öle, Polenta, Kartoffeln, Reis, Gemüse, Rohkost, Salate, alle Körner, Nüsse und Obst. Wenig Süßigkeiten, viel Salat und klares Wasser und Kräutertee kalt und warm.

Osteo / porose (poros = Loch, Osteo = Knochen): Ihre Ursache ist nicht geklärt. Man weiß aber, daß sie sich über Jahrzehnte entwickelt, darum ist nichts wirksamer als Vorbeugung mit Yogapositionen, um die Gesundheit zu erhalten.

Dazu gehört immer: Freundliche Lebensgewohnheiten, Ernährung mit natürlichen Nahrungsmitteln und gezielte Yogapositionen, die kurz, aber regelmäßig geübt werden. Das Knochensystem bildet unzureichend Knochensubstanz, wenn wir älter werden und die Hormonversorgung nachläßt. Der Diamantsitz beugt vor, daß wir nicht immer kleiner und buckliger werden. Nur Vorsorge durch gezielte Bewegung kann auch im hohen Alter unbeschwerte Beweglichkeit garantieren. Östrogengaben mildern durch Osteoporose bedingte Beschwerden, aber sie haben immer eine Nebenwirkung: sie machen dick. Wirksamste Gegenmaßnahme bleibt unumstritten gezielte Bewegung, diszipliniert und regelmäßig durchgeführt.

Nützliche Wirkung: Fördert Verdauung, wenn der Diamantsitz 5 volle Minuten nach dem Essen geübt wird. Nachher fühlt man kein Völlegefühl mehr.

Tee: Schwarze Johannisbeerblätter.

Diamantsitz Nr. 2

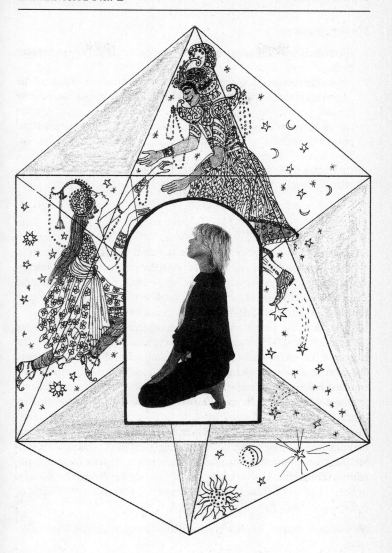

Wechseljahre

Körperposition:

1. Setze dich und lege das rechte Bein über das linke angewinkelte Bein.
2. Nimm die rechte Hand nach hinten. Die linke Hand wird unter dem angewinkelten Bein durchgeschoben und du schließt die beiden Hände.
3. Drehe langsam den Kopf nach rechts und verharre in dieser Körperposition vollkommen regungslos, solange es dir angenehm ist. 15–60 Atemzüge.

Diese Übung ist selbstverständlich nur für gelenkige Schüler durchführbar. Aber sie zählt zu den besten für Beschwerden in den Wechseljahren.

Unterstützende Maßnahmen:

Das Ende der Menstruation hat nichts mit dem Wechsel direkt zu tun. Aber es treten schon ab dem 42. Lebensjahr unangenehme Betriebsstörungen wie Ohrensausen, Herzjagen, Gelenkschmerzen, heiße und kalte Füße, Blähhals, Magenkrämpfe und Schluckbeschwerden auf. Hitzewallungen und Heißhunger gehören dazu.

Ich erkläre meinen Schülern immer, daß der liebe Gott weiß, wozu das alles gut ist. Es werden weniger Sexualhormone erzeugt. Der Chef der Hormone im Gehirn gibt an alle Hormondrüsen den Befehl, dieses Hormondefizit auszugleichen. Alle Hormondrüsen beteiligen sich nun an diesem Programm und stiften ein – völlig harmloses, aber äußerst unangenehmes – Durcheinander im Körper, das jeder Frau zu schaffen macht.

Manche Schüler leiden auch unter Stimmungsschwankungen und nehmen sich Zeit, sich grenzenloser Traurigkeit hinzugeben. Mein Rat: Stelle dir ein Gesundheitsprogramm zusammen. Schlank bleiben, Radfahren, nimm eine Arbeit in Angriff und beende sie. Hormone können helfen. Aber der Schüler soll nie vergessen, daß jedes Medikament Nebenwirkungen hat.

Nützliche Wirkung: Keine Übung erhält so jung. Stärkt das Abwehrsystem.

DREHSITZ (verboten bei Kniebeschwerden)

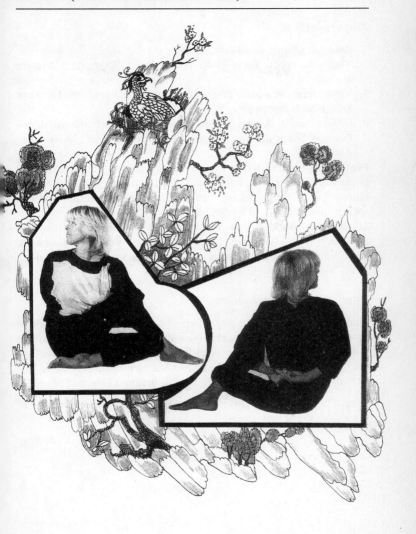

KREUZSCHMERZEN

Körperposition:

1. Knie mit gespreizten Beinen.
2. Nimm die rechte Ferse in die rechte Hand. Beuge dich langsam zurück.
3. Nimm jetzt die linke Ferse in die linke Hand und laß den Kopf locker nach hinten sinken.
4. Drücke dein Becken nach vorn und verweile 30 Sekunden in dieser Position, bevor du dich langsam wieder aufrichtest. 15–30 Atemzüge.

Die Übung sieht schwieriger aus, als sie ist. Jeder Schüler, auch über 70 Jahre, kann diese Übung nach einiger Zeit ohne Schwierigkeiten ausführen. Die Übung wird nur einmal gemacht, man verharrt in ihr, solange man sich dabei wohlfühlt.

Allein, wenn man weiß, daß die Wirbelsäule doch noch so elastisch ist, gibt das Mut zum Weitermachen. Ältere Schüler sind immer erstaunt, wenn sie die Übung gemacht haben. Meist sagen sie: »Daß ich das noch kann! Wer hätte das gedacht!«

Unterstützende Maßnahmen:

Immer wieder ist es das Vertrauen, das wir uns – und vor allem unserem Körper – entgegenbringen, das zu verblüffenden Erfolgen führt. »Wer rastet, der rostet« ist ein wahres und kluges Sprichwort aus dem Volkswissen. Übergewicht loswerden. Keine Hungerdiäten. Einfach ab 17 Uhr nichts außer Tee zu sich nehmen (Malzkaffee).

Nützliche Wirkung: Macht den Körper geschmeidig und schön. Stärkt besonders die Schultergegend.

Hase

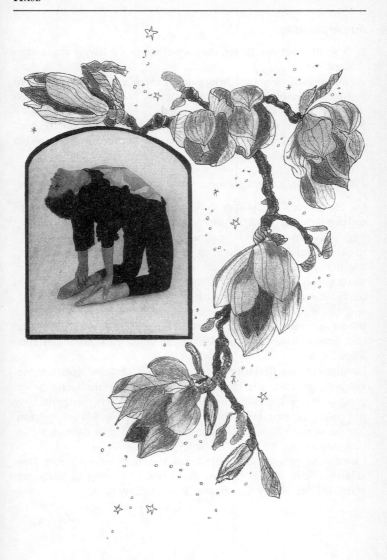

BANDSCHEIBEN

Körperposition:

1. Lege dich auf den Boden und verschränke die Hände am Hinterkopf.
2. Während du ausatmest, bringe den rechten Ellenbogen zum linken Knie, zähle bis 10 und kehre langsam in die Ausgangsposition zurück, während du einatmest. 5mal.
3. Während du ausatmest, bringe den linken Ellenbogen zum rechten Knie, zähle bis 10 und kehre langsam in die Ausgangsposition zurück, während du einatmest. 5mal.

Unterstützende Maßnahmen:

Die einzelnen Wirbelkörper stoßen nicht direkt zusammen, sondern werden durch knorpelige Puffer voneinander getrennt. Diese ringförmigen Faserknorpel sind die Bandscheiben.

In der Jugend sind Bandscheiben elastisch, jedoch im Laufe der Jahre nimmt diese Elastizität stark ab. Sie werden nur durch ständige Belastung und Entlastung erhalten. Entspannt ausgeführte Übungen sind das Beste, um sie elastisch zu erhalten. Heben, Stoßen, Ziehen, Übergewicht belastet die Wirbelsäule und nützt die Bandscheiben ab. Eine Bandscheibe selbst kann nicht schmerzen. Es sind Nerven, die gereizt und gedrückt werden und den gefürchteten Hexenschuß herbeiführen.

Bandscheiben verlieren ihre Elastizität, je mehr man sie schont! Bewegungsmangel läßt jede Bandscheibe regelrecht verhungern! Bewegungen der Rückenmuskeln sind äußerst bandscheibenfreundlich, wenn sie entspannt und nicht verkrampft sind. Keinen Leistungssport. Nur im warmen Wasser schwimmen. Nur in warmen Räumen Bewegungsübungen.

Unser Bewegungsapparat besteht aus Knochen und Knorpeln, Muskeln und Sehnen, Bändern und Gelenken. Bewegung ist Voraussetzung, daß der Bewegungsapparat funktionsfähig bleibt.

Kreuzübung

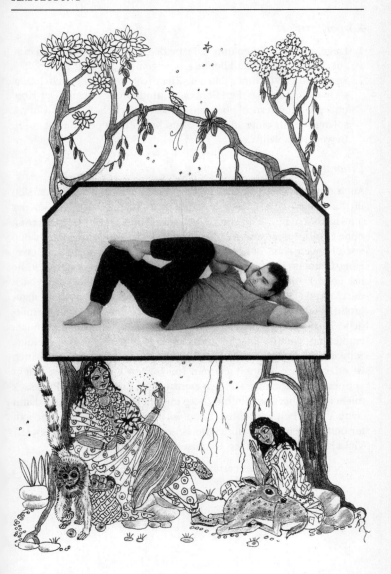

KREUZSCHMERZEN

Körperposition:

1. Liege auf dem Rücken und ziehe beide Beine an. Lege beide Hände auf die Schultern, die Ellenbogen zeigen in Richtung Fersen.
2. Spanne die Bauchmuskeln an. Ziehe die Beine an dich heran, gleichzeitig drücke die Ellenbogen in Richtung Fersen. Der Kopf und die Schultern bleiben am Boden. Wiederhole diese Übung, solange sie dir ohne allzugroße Beschwerden angenehm ist. 5–10 Bewegungsabläufe.

Unterstützende Maßnahmen:

Auch durch seelische Belastungen verkrampfen und verhärten sich die Rückenmuskeln. Quälende Schmerzen sind die Folge. Der Schüler muß in erster Linie dafür sorgen, daß sein Leben ein zufriedenes Leben ohne Groll, Mißgunst und Aufregungen ist. Um Bandscheibenschäden vorzubeugen, muß der Schüler in erster Linie ausgleichende Bewegungsübungen in warmen Räumen und in einer Zeit, in der er Ruhe hat, üben. Leidet der Schüler schon unter Schmerzen, muß er sich dazu durchringen, Bewegungsübungen auszusuchen, die er ohne allzugroße Beschwerden ausüben kann. Aber Bewegung muß sein. Gemütliche Spaziergänge auf weichen Böden und mit Gummisohlen sind zu empfehlen. Gewaltmärsche und Leistungssport sind zu vermeiden. Schwimmen im warmen Wasser auf dem Rücken und auf dem Bauch ist erlaubt, aber bitte ohne jeden sportlichen Ehrgeiz. Übergewicht vermeiden. Der Schüler soll sich einmal einen Tag lang einen Rucksack mit seinem Übergewicht, oft 20 kg und mehr, umhängen und damit seine Tagesarbeit verrichten. Dann wird er wissen, daß Übergewicht für den Rücken eine unnötige Belastung ist. Wenig tierisches Eiweiß. Viel klares Leitungswasser, Gemüse, Vollkornprodukte.

Tee: Schwarze Johannisbeerblätter, Birkenblätter, Brennesselblätter.

KRÄFTIGUNGSÜBUNG NR. 1 (nach Bandscheibenoperationen)

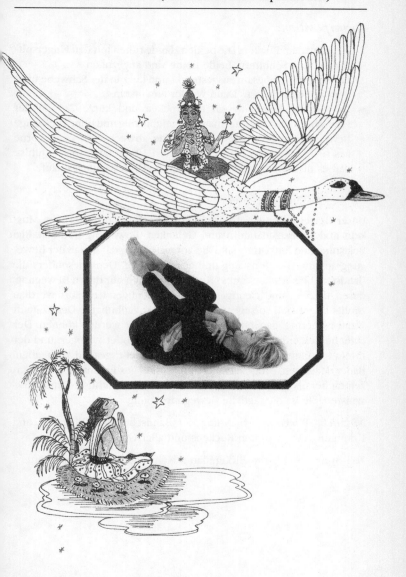

KREUZSCHMERZEN

Körperposition:

1. Liege auf dem Rücken. Die beiden Hände ruhen mit den Fingerspitzen auf den Schultern, beide Beine sind angezogen.
2. Ein Bein wird langsam ausgestreckt und kurz in der Schwebe über dem Boden gehalten. Dann wieder anwinkeln.
3. Das andere Bein langsam ausstrecken und kurze Zeit in der Schwebe über den Boden halten. Gleichmäßig und ohne ruckartige Bewegung werden die beiden Beine abwechselnd nach vorne gestreckt und in der Schwebe gehalten. Übe solange, bis du fühlst, daß es dich unangenehm anstrengt. 5–10 Bewegungsabläufe.

Unterstützende Maßnahmen:

Unser Bewegungsapparat besteht aus Knochen und Knorpeln, Muskeln und Sehnen, Bändern und Gelenken. Bewegung und ständige Belastung und Entlastung sind die Voraussetzung dafür, daß der Bewegungsapparat funktionsfähig und gesund bleibt. Denn besonders die Bandscheiben des Rückgrats (Knorpel) können nur durch Bewegung, durch tägliche und richtige Bewegung, genügend ernährt werden. Nichts bietet sich so segensreich an wie Yogaübungen. Der Zeitaufwand ist gering, da sie täglich zu Hause geübt werden können. Der tägliche Zeitaufwand beträgt 10–15 Minuten oder weniger, und der Erfolg belohnt jeden, der sich dazu entschließt, gesund zu bleiben. Bäder, Massagen, Fangopackungen usw. sind aus Erfahrung jedes Einzelnen heraus keine dauernde wirksame Hilfe. Wichtigste und wirksamste Hilfe ist die tägliche Bewegungsübung.

Nützliche Wirkung: Ernährung der Bandscheiben. Abhärtung und Kräftigung des gesamten Rückens und aller Gelenke.

Tee: Brennesselblätter, Birkenblätter, schwarze Johannisbeerblätter.

KRÄFTIGUNGSÜBUNG NR. 2 (nach Bandscheibenoperationen)

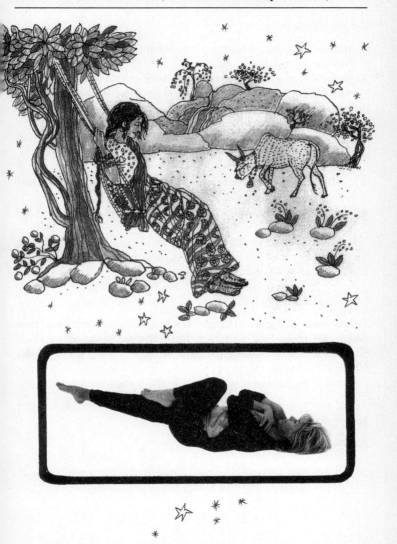

KREUZSCHMERZEN

Körperposition:

1. Mit weit gespreizten Füßen stehen. Hände zu Fäusten ballen (Daumen innen).
2. Lege die rechte Hand über die linke Hand und beuge dich hinunter zum rechten Fuß. Lege die übereinandergelegten Fäuste über den Rist.
3. Ausatmen – Körper langsam nach hinten beugen. Atem anhalten.
4. Einatmen – Körper langsam nach vorn beugen, die Hände auf den linken Fußrist legen. Atem anhalten.
5. Ausatmen – nach hinten beugen. Anhalten.
6. Einatmen – nach vorn beugen, die Hände auf den rechten Rist legen.
7. Lege nun die linke Hand über die rechte Hand. Wiederhole die Übung wie oben.

Übe die Körperkräftigung anfangs zweimal. Später 5mal. Die Atmung sorgt für den notwendigen Sauerstoff bei dieser anstrengenden Übung. Deshalb beachte die Atmung genau.

Unterstützende Maßnahmen:

Verspannte Rückenpartien werden mit der Zeit geschmeidig und dein Gang wird leicht und jugendlich. Bei Rückenverspannungen warm duschen. Das Wasser über den Rücken rinnen lassen. Kalt nachduschen, dabei bis 30 zählen. Solange, wie du bis 30 zählst.
Rohkost, Obst, Salaten den Vorzug vor allem anderen geben.

Nützliche Wirkung: Die Atmung wird günstig beeinflußt. Gegen Tuberkulose und Asthma.

Tee: Weidenrinde, Johanniskraut.

KÖRPERKRÄFTIGUNG (besonders langsam ausführen)

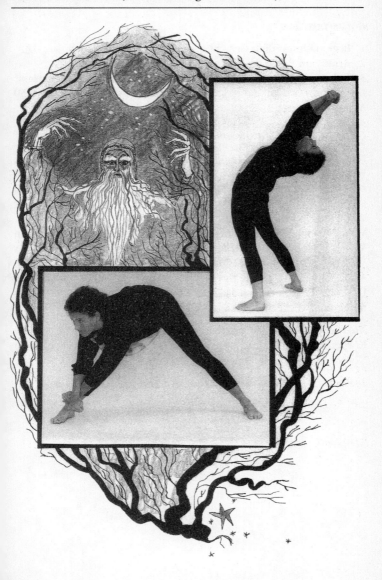

MÜDIGKEIT

Körperposition:

1. Lege dich mit dem Gesicht nach unten auf den Boden.
2. Arme und Beine ausgestreckt.
3. Dehne und strecke dich, daß du immer länger und länger wirst.

Die Übung wird einmal ausgeführt. Anfangs 15 Atemzüge, später 30 Atemzüge.

Unterstützende Maßnahmen:

Nach körperlicher und geistiger Tätigkeit kann Müdigkeit als normale Folge eintreten und Ruhe wird genossen. Durch nervöse Kreislaufstörungen entstehen morgens Anlaufschwierigkeiten und leider dadurch schlechte Laune. Schlechte Laune macht müde. Lange Sonnenbäder vermeiden. Niemals Aufputschmittel nehmen.

Versuche es lieber mit einem kalten Armbad: Waschbecken mit kaltem Wasser vollaufen lassen. Hände und Arme, bis zum halben Oberarm ins Wasser tauchen und 30 Sekunden baden. Nicht abtrocknen, sondern Arme schwenken, bis sie trocken sind. Keine Wannenbäder, sondern Duschen. Nachher kurz kalt oder kühl nachduschen, hebt die Stimmung und weckt die Lebensgeister.

Nützliche Wirkung: Wunderbare Übung gegen Haltungsschäden. Der Körper wird stark wie ein Krokodil, und feinste Energien werden im Körper geweckt, jede Müdigkeit verscheucht.

Tee: Schafgarbe, Rosmarin.

Krokodil

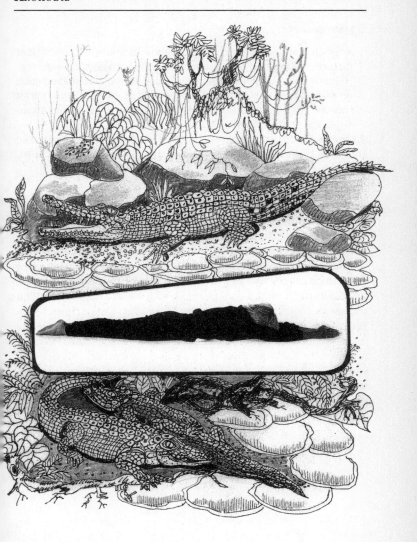

Rückenverspannungen

Körperposition:

1. Lege dich auf den Rücken. Die Hände liegen seitlich neben dem Körper. Schließe die Augen, um dich nach innen zu konzentrieren.
2. Hebe Gesäß und Rücken vom Boden und wölbe den Rücken nach oben. Mache 20 Atemzüge und lasse deinen Rücken dann betont langsam zum Boden herunter. Bleibe liegen und mache 20 Atemzüge, während du dich ausruhst.

Die Position wird einmal am Tag geübt, vielleicht auch zweimal. Die Atemzüge können gesteigert werden, und die Position, die leicht ist, darf auch im Bett ausgeführt werden.

Unterstützende Maßnahmen:

Diese Yogaposition soll der Schüler immer üben, wenn sein Rücken schwach ist und schmerzt. Der Rücken wird gekräftigt, und Schmerzen im Lendenwirbelbereich werden behoben. Immer nach 6-Wochen-Plan üben. Schmerzen im Rücken treten gerne nach einer Verkühlung, nach Schwitzen, nach Schlaf auf einem ungewohnten Bett auf. Fußleiden, Fehlbelastungen durch Knie- oder Hüftbeschwerden können auch die Ursache von einem chronischen Kreuzschmerz sein. Verspannte Rückenmuskeln vom Nacken bis zum Lendenwirbelbereich sind nicht immer von einer geschädigten Wirbelsäule hervorgerufen, sondern sehr häufig auch, besonders im Wechsel (bei der Frau und beim Mann) der Ausdruck von unverarbeiteten Lebensproblemen. Die Ursachen von Rückenschmerzen und Rückenverspannungen sind meist schwer zu klären, da ein Zusammenspiel psychischer und organischer Ursachen vorliegen kann.

Rückenposition

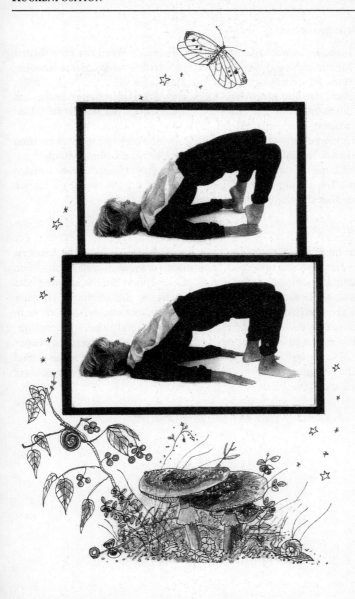

KREUZSCHMERZEN

Körperposition:

1. Stehe mit geschlossenen Füßen. Die rechte Hand zur Faust ballen (Daumen innen). Mit der linken Hand hältst du das rechte Handgelenk. Stütze mit deinen Händen das Kreuz ab.
2. Atme ein und biege den Oberkörper dabei nach hinten. Halte den Atem an. Atme aus und beuge den Oberkörper nach unten. Übe anfangs 2mal, später 5mal.
3. Schließe jetzt die linke Hand zur Faust und halte mit der rechten Hand das linke Handgelenk. Wiederhole die Übung wie oben.

Die Übung hat den Vorteil, daß sie jederzeit und überall geübt werden kann. Die Übung wird langsam ausgeführt. Schuhe werden ausgezogen. Man steht auf bloßen Füßen.

Unterstützende Maßnahmen:

Eine biegsame Wirbelsäule erhält gesund und jung. Die Wirbelsäule ist der Hauptpfeiler unseres Körpers. Sie ist immerhin das Stütz- und Haltungsorgan von Rumpf und Kopf. Sie schützt das Rückenmark, das durch sie hindurchläuft. Vor schmerzhaften Rückenmuskelverspannungen und daraus entstehenden Bandscheibenschäden schützt richtige und nicht anstrengende Bewegung. Gemütliche Spaziergänge, Schwimmen auf dem Rücken und auf dem Bauch im warmen Wasser ab 28 Grad sind bekömmlich. Gewaltmärsche und Leistungssp sind nicht geeignet. Übergewicht abbauen, denn jedes Kilo mehr belastet auch die Wirbelsäule.

RÜCKENKRÄFTIGUNG NR. 1

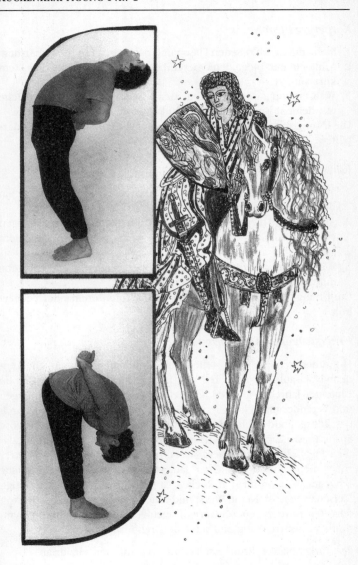

RÜCKEN

Körperposition Nr. 1:

1. Stehe mit geschlossenen Füßen und nach oben erhobenen Armen.
2. Atme ein und biege den Oberkörper nach hinten. Halte den Atem kurz an.
3. Während du ausatmest, beuge den Oberkörper vor und versuche mit deinem Kopf an die Knie zu kommen.

Die Übung wird anfangs einmal, später 5mal hintereinander wiederholt.

Körperposition Nr. 2:

1. Stehe mit beiden Händen am Oberschenkel und geschlossenen Beinen gerade aufrecht.
2. Atme ein und biege den Oberkörper nach hinten. Die Arme hängen von den Schultern gerade herunter, während du kurz den Atem anhältst.
3. Während du ausatmest, beuge den Oberkörper vor und versuche mit deinem Kopf an die Knie zu kommen.

Die Übung wird anfangs einmal, später 5mal hintereinander wiederholt.

Unterstützende Maßnahmen:

Mit zunehmendem Alter stellen sich Kreuzschmerzen ein. Die Lendenwirbelsäule ist jener Teil des Traggerüstes des Körpers, der im Laufe der Jahre am meisten belastet wird. Abnutzungserscheinungen und Veränderungen können stattfinden und werden dem Arzt durch das Röntgenbild nachweisbar. Zum größten Teil sind aber nervöse Spannungszustände die Ursache der Schmerzen. Die Rückenmuskulatur vom Nacken bis zum Gesäß ist verspannt. Ständiger Kreuzschmerz rührt nicht immer von einer lädierten Wirbelsäule her. Tägliche Bewegungsübung für den Rücken ist das Einzige, das Erfolg zeitigt. Fleischarme Kost. Keine Wurst und Innereien. Gemüse, Obst, Kartoffeln, Reis bevorzugen. Schweres Tragen verboten. Vorsicht mit Gymnastik (Überstreckung und schnelle Drehbewegungen).

Tee: Birkenblätter, Brennesselblätter, Johanniskraut, Baldrian.

Rückenkräftigung Nr. 2

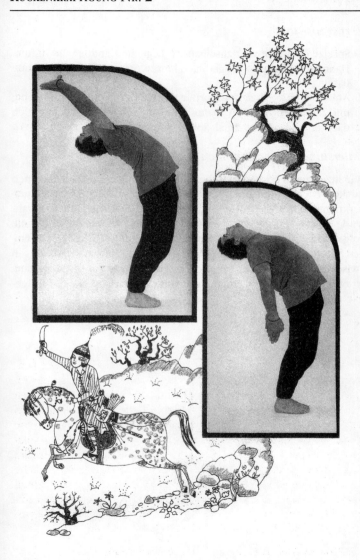

KREUZSCHMERZEN

Körperposition:

1. Spreize die Beine weit auseinander. Lege die Hände in die Hüften. Daumen nach vorne, Finger nach hinten. Stütze deine Wirbelsäule damit.
2. Atme ein und beuge den Körper nach hinten. Verharre ein wenig und halte den Atem an. Dann atme langsam aus und beuge dich nach unten. Anfangs 2mal. Später 5mal.

Unterstützende Maßnahmen:

Wir sitzen zu viel. Stehe zwischendurch auf und beuge einmal deinen Rücken nach hinten und vorn. Auch durch seelische Belastungen verkrampfen sich die Rückenmuskeln. Von der Wirbelsäule ausstrahlende Schmerzen, oft sehr langandauernd und schmerzhaft, sind die Folge. Wenn man Schmerzen hat, will man sich noch weniger bewegen, was leider zu noch mehr Schmerzen führt. Entspannungsübungen zwischendurch. Und ein gemütlicher Spaziergang auf Wiesenboden, so oft wie möglich, ist empfehlenswert. Vegetarische Kost, Idealgewicht.

Tee: Baldrian, Johanniskraut.

RÜCKENKRÄFTIGUNG NR. 3

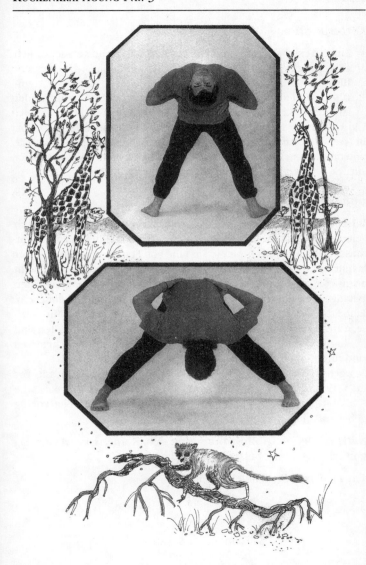

Rücken

Körperposition:

1. Aufrecht stehen. Füße sind eng geschlossen. Arme gerade seitlich ausgestreckt.
2. Biege den Oberkörper weit auf die rechte Seite. Mache 15 Atemzüge. Dann kehre langsam zurück und mache die Übung auf der anderen Seite, wobei du wieder 15 Atemzüge machst.

Die Übung wird anfangs einmal, später 5mal auf jeder Seite geübt. Betrachte dich im Spiegel, während du übst. Die Arme müssen gerade und unbeweglich bleiben, der Oberkörper darf nicht nach vorn oder zurück geneigt sein. Aus der Taille beugen.

Unterstützende Maßnahmen:

Rückenschmerzen treten in der kalten Jahreszeit öfter auf und können sehr schmerzhaft werden. Es ist vorteilhaft, seinen Rücken zu stärken. Muskelrheumatismus kann die Ursache von Schmerzen sein, und der Schüler muß darauf achten, sich zwar zu bewegen, sich aber nicht anzustrengen. Überlastung, Überanstrengung nach ungewohnten Betätigungen und Erkältung sind meist die Ursache der Schmerzen. Eine Erkältung im Winter löst eine Überlastung aus, und die Muskelfasern ziehen sich durch den Kältereiz zusammen. Tastbare Knoten sind fühlbar und melden, daß der Körper übersäuert ist. Die Schmerzen sind fürchterlich, gefährlich sind sie aber nicht.

Morgens 1 Glas Leitungswasser mit einem Teelöffel Apfelessig vor dem Frühstück ist empfehlenswert. Umstellung auf vegetarische Küche. Gemüse, Obst, Kartoffeln, Reis, Nudeln, Nüssen den Vorzug geben. Alkohol streng verboten.

Nützliche Wirkung: Brustkorb weitet sich. Körper wird ebenmäßig und schön. Haltung bessert sich zusehends.

Tee: Zinnkraut, Wacholderbeeren.

Rückenkräftigung Nr. 4

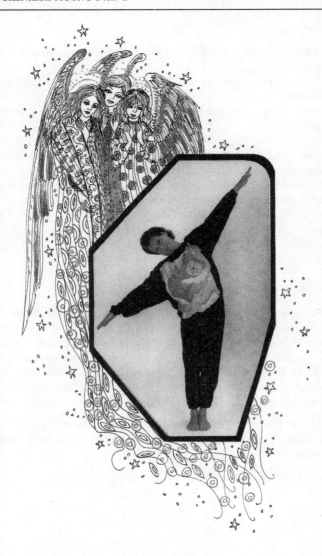

Kreuzschmerzen

Körperposition:

1. Lege dich mit ausgebreiteten Armen und angewinkelten Beinen auf den Boden.
2. Lasse die Beine mit den geschlossenen Knien auf die linke Seite hinunter.
3. Jetzt drehst du langsam den Kopf nach rechts und verharrst in dieser Position.
4. Atme durch die Nase ein und drücke gleichzeitig den Bauch nach vorn. Halte den Atem an. Atme aus und ziehe den Bauch fest ein. Wiederhole diese Atmung 3mal.
5. Aus der Ausgangsposition wiederholst du die Übung auf der anderen Seite. Je 3 Atmungsabläufe links und rechts.

Diese Übung soll langsam ausgeführt werden. Wer sie gelöst und mit Einfühlungsvermögen übt, wird anschließend ein wohltuendes Gefühl empfinden. Mit dieser Übung werden auf Dauer Haltungsschäden verbessert.

Unterstützende Maßnahmen:

Wie bei fast allen Yogaübungen handelt es sich um eine Stärkung der Wirbelsäule. Es ist immer vorteilhaft, sein Normalgewicht anzustreben. Ich bin z. B. 1,60 m groß, das entspräche 60 Kilogramm. Idealgewicht minus 10 gibt 50 Kilo. Immer wieder betone ich, daß keine Diätkuren bleibenden Erfolg bringen. Am einfachsten ist es, ab 17 Uhr außer Kräutertees nichts mehr zu sich zu nehmen. Man schläft auch gut und hat sich bald daran gewöhnt, abends nicht zu essen.

Nützliche Wirkung bei Bandscheibenerkrankungen, Ischias, Haltungsschäden, Schulterverspannungen, Rückenschmerzen, Kopfschmerzen.

Tee: Weidenrinde, Birkenblätter, Brennessel.

RÜCKENSTRECKUNG

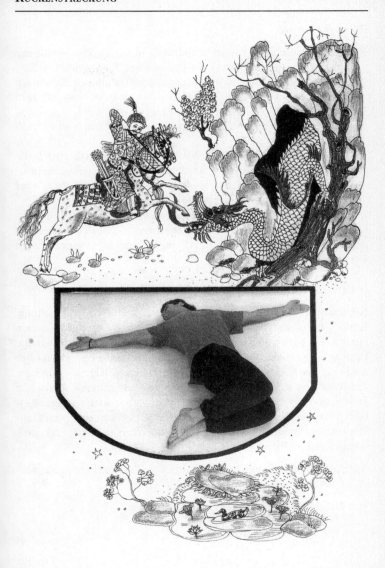

Kreuzschmerzen

Körperposition:

1. Betrachte die gezeichnete Wirbelsäule unter *Rücken*. Steißbein, Kreuzbein, 5 Lendenwirbel, 12 Brustwirbel, 7 Halswirbel.
2. Lege dich auf den Boden. Die Hände mit der Handinnenfläche nach oben übereinanderlegen. Stirn darauf, so, daß die Nase frei zum Atmen ist.
3. Atme nun in deinen 1. Halswirbel und versuche ihn hochzudrükken. Ausatmen.
4. Einatmen und 2. Halswirbel hochatmen. So die Halswirbel, die Brustwirbel, Lendenwirbel, Kreuzbein und Steißbein nacheinander hochatmen. Und dann von unten nach oben. 24 Wirbelkörper sind 24 Atmungsabläufe, hin und her 48.

Du sollst deine Wirbelsäule wie einen Schwanenhals Wirbel für Wirbel hochatmen und bewegen. Konzentriere dich in Gedanken auf jeden einzelnen Wirbel. Wenn die Übung beendet ist, immer Savasana üben.

Unterstützende Maßnahmen:

Kreuzschmerzen behindern die Lebensfreude. Falsche Sitzhaltung, Fehlbelastung durch Fußleiden, Knie-, Hüftveränderungen können chronische Kreuzschmerzen verursachen. Abklären lassen, wo die Ursache liegt. Nicht immer ist die Wirbelsäule lädiert, sondern öfter die Seele. Das Wichtigste, jede Stunde des Lebens soll Freude bereiten. Zufriedenheit stellt sich immer ein, wenn man anderen Menschen Freude bereitet und nichts dafür zurückerwartet. Spaziergänge, Radfahren. Trockenbürsten des Rückens und am wirkungsvollsten tägliche Körperübungen. Keine Wurst und Innereien, wenig Süßigkeiten, wenig Fleisch (Huhn, Fisch).

Nützliche Wirkung: Für Verspannungen im Schulterbereich segensreich. Beruhigend durch die Atmung.

Tee: Birkenblätter, Zinnkraut.

Schwanenhals

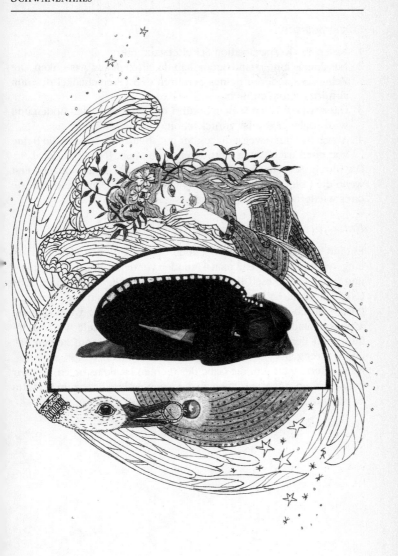

ALTERN

Körperposition:

1. Nimm die Körperposition Schulterstand ein.
2. Aus dem Schulterstand heraus läßt du ein Bein abwärts sinken. Die Zehen des anderen Beines berühren den Oberschenkel des nun abwärtsgleitenden Beines.
3. Das abwärtsgleitende Bein berührt mit den Zehen den Boden und wird sogleich wieder zurückgeholt.
4. Abwechselnd bewegst du aus der gut abgestützten Taille die Beine von oben nach unten, von unten nach oben. Jede Seite 3mal.

Die Übung ist anstrengend und wird anfangs nur einmal gemacht. Erst wenn die Übung ohne Anstrengung geübt werden kann, darf man sie öfter wiederholen. Anschließend Savasana üben.

Unterstützende Maßnahmen:

Es muß besonders bei anstrengenden Übungen immer wieder darauf hingewiesen werden, daß man 4 Stunden vor dem Üben nichts trinken und essen darf. Diese Übung festigt die feinstofflichen Energiekanäle (Nadis) und durchblutet sie stärker. Man sagt, daß sich der Alterungsprozeß durch diese Übung aufhalten läßt. Die Übung wirkt sich auf Schultern und obere Gliedmaßen aus. Die Wirbelsäule wird beeinflußt, und der Körper wird elastisch und biegsam. Auf keinen Fall überanstrengen!

Nicht altern heißt: Um die Gabe des rechten Denkens beten, daß wir Freude haben, der Menschheit zu dienen, um diese Erde zum Paradies zu gestalten.

Tee: Gänseblümchen, Birkenblätter.

Sonnenrad (nur für Personen, die mit Yoga vertraut sind)

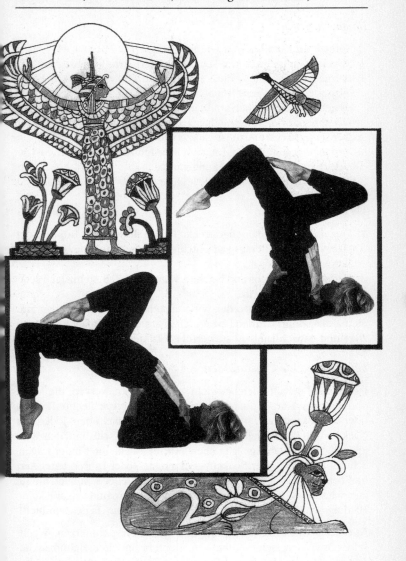

Haltungsschäden

Körperposition:

1. Spreize die Füße so weit wie möglich.
2. Strecke den rechten Arm senkrecht hoch. Arm berührt das Ohr.
3. Beuge aus der Taille heraus den Körper nach links. Der Arm bleibt ausgestreckt und berührt noch das rechte Ohr. Beuge dich so weit es geht und stütze dich am Bein ab. Jetzt bildest du einen Winkel. Der Oberkörper hängt nicht nach vorn (vor dem Spiegel üben). Der ausgestreckte Arm ist ganz gerade durchgestreckt.
4. Verharre regungslos und mache 15 Atemzüge. Übertrieben vorsichtig in die Ausgangsstellung zurück.
5. 15 Atemzüge Pause, dann die andere Seite.

Verstärkter Winkel:

1. Der eine Arm wird hochgestreckt. Behutsam wird der Kopf aus der Halswirbelsäule heraus gedreht, bis du deine erhobene Hand ansehen kannst.
2. Verharre regungslos und mache 15 Atemzüge. 15 Atemzüge Pause, dann die andere Seite.

Diese Yogaposition, eine der wirksamsten, die ich kenne, darf nur einmal ausgeführt werden (eventuell 2mal am Tag). Anfangs 15 Atemzüge und danach langsam steigern bis 60 Atemzüge.

Unterstützende Maßnahmen:

Der Winkel schafft Gleichgewicht zwischen den Nerven, die kreuz und quer den Körper durchziehen. Jeder, der eine schlechte Haltung oder einen krummen Rücken hat, muß den Winkel üben. Jeder, der Nacken- und Bandscheibenschmerzen vorbeugen will, muß den Winkel täglich 30 Atemzüge lang üben, Mütter, die kleine Kinder tragen, Schüler mit Knie- oder Beckenverletzungen. Jeder Lehrer, jeder Arzt müßte auf die Segnung des Winkels verweisen. Jedes Schulkind müßte angewiesen werden, täglich den Winkel zu üben, und es gäbe keine Haltungsschäden mehr. Mit nur 60 Atemzügen am Tag Gesundheit!

Nützliche Wirkung:
Lungenkrankheiten, Rückenschmerzen, Wechselbeschwerden, Ischias, Tennisarm, Hautunreinheiten, Haltungsschäden werden bei täglichem Üben nach 6–8 Wochen verschwinden.

Winkel (wirksame Gefäßübung bei Durchblutungsstörungen)

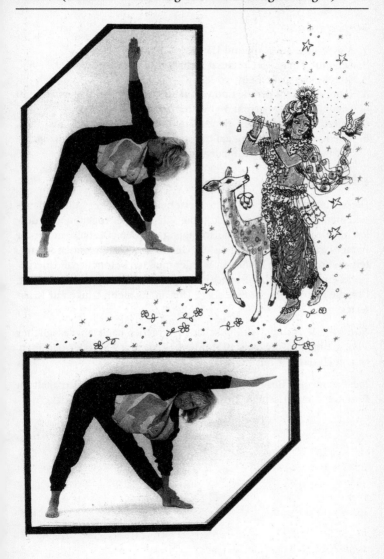

KREUZSCHMERZEN

Körperposition:

1. Stütze dich auf Knie und Hände.
2. Lege die Finger der rechten Hand auf die rechte Schulter.
3. Strecke das linke Bein.
4. Halte den Kopf gerade und versuche in dieser Stellung anfangs 30 Sekunden auszuharren. 5–15 Atemzüge.
5. Stütze dich wieder auf Hände und Knie und ruhe dich aus.
6. Wiederhole die Übung auf der anderen Seite. 5–15 Atemzüge. Übung nie öfter als auf jeder Seite 3mal wiederholen.

Unterstützende Maßnahmen:

Diese Übung ist nicht so leicht. Sie ist bekömmlich bei Ischias, Bandscheibenbeschwerden und stärkt die Wirbelsäule. Yogaübungen dürfen aber niemals zu einer Anstrengung werden. Deshalb suche dir immer eine Übung aus, die dir das Gefühl von Wohlbefinden vermittelt, während du sie ausführst. Wieder muß ich betonen, daß Übergewicht ein nicht zu übersehender Risikofaktor für Kreuzschmerzen ist. Übe die alte Yogaregel: Esse ab 17 Uhr nichts mehr, trinke nur Kräutertee.

Nützliche Wirkung: Haltungsschäden vergehen nach langer täglicher Übung. Bitte nie länger als 30 Minuten. Höchstens 1 Stunde Yoga üben. Und auch das nur mit Ruhepausen dazwischen.

Tee: Brennessel, Birkenblätter, Schwarze Johannisbeerblätter, kalt im Eisschrank mit frischem Zitronensaft oder heiß. Niemals zuckern.

Zweifüssler

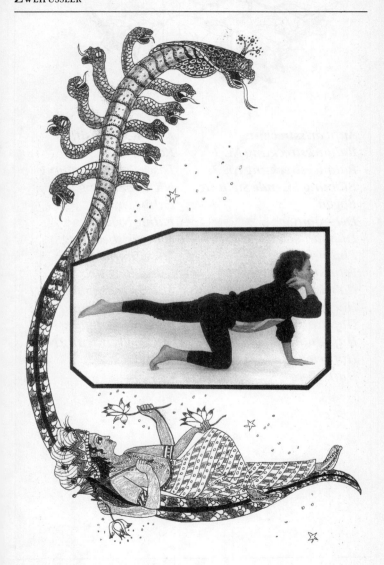

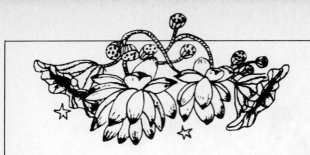

Aufwärtsstreckung
Balancestreckung Nr. 1
Balancestreckung Nr. 2
Blähung lösende Stellung
Bogen
Dehnübung
Diamantsitz Nr. 1
Einhorn Nr. 2
Fetusstellung
Nabelstreckung
Hockstellung
Hüftgrätsche
Hüftübung
Hüftwiege
Hüftschere

Knie-Kopf-Position
Kobra
Lösende Liegestellung
Niederbeugung
Palme Nr. 1
Palme Nr. 2
Seitwärtsbeugung
Sesselübung Nr. 1
Sesselübung Nr. 2
Muschelreinigung Nr. 1
Muschelreinigung Nr. 2
Muschelreinigung Nr. 3
Muschelreinigung Nr. 4
Kamel

HÜFTE

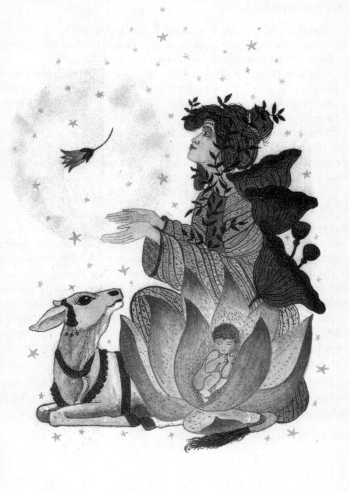

ARTHROSE – HÜFTE (Hüftluxationen, Endoprothesen, Koxarthrose)

Körperposition:

1. Lege dich auf den Rücken, beide Beine angewinkelt.
2. Strecke das linke Bein hoch, lege die rechte Hand an das unterste Ende des gestreckten linken Beines (Stern).
3. Atme aus. Fahre mit der Hand das Bein von unten nach oben hoch und hebe gleichzeitig den Oberkörper. Der linke Arm ist am Boden. Bleibe so und atme leicht weiter. Zähle bis 30 und lege die Hand wieder nach unten (Stern).
4. Wiederhole die Übung 10mal, dann die andere Seite. Ausruhen!

Die Übung ist nützlich für Hüfte und Schulter. Nach einem Bewegungsablauf ruhig liegen und entspannen (Savasana), bevor die andere Seite geübt wird.

Unterstützende Maßnahmen:

Die Erkrankung des Hüftgelenks durch Veränderungen des Gelenkknorpels wird Koxarthrose genannt und gehört zu den häufigsten degenerativen Erkrankungen des Skelettsystems. Schädigend für das Hüftgelenk sind Gewichtheben und Fußballspielen. Bewegungsübungen sind ratsam und wichtig. Belastung ist schädlich. Radfahren bei hochgestelltem Sattel. Auf weichen Böden gehen und wandern.
Lange Schritte sind belastender als kurze. Tiefe Sitzgelegenheiten meiden. Keine Wurst, keine Innereien, keine Hülsenfrüchte, wenig Fleisch. Normalgewicht! Reichlich klares Wasser und Kräutertee trinken. Kalt mit Orangensaft und Zitronensaft.

Nützliche Wirkung: Seitenstrecken hat sich bei Schulter- und Rückenverspannungen als nützlich erwiesen. Nackenverspannungen lösen sich. Immer nach Übungsablauf Savasana-Entspannungsübung.

Tee: Zinnkraut, Hagebutten, Wacholder.

Aufwärtsstreckung

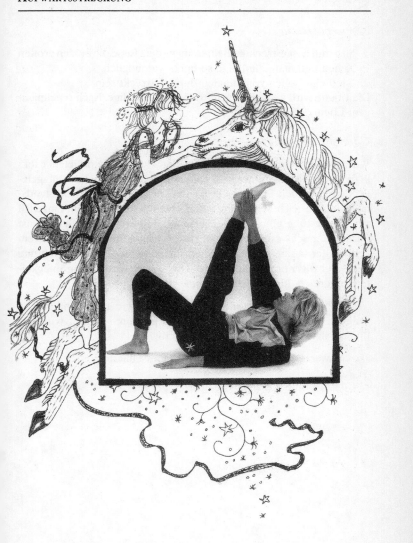

ARTHROSE – HÜFTE

Körperposition:

1. Sitze mit ausgestreckten Beinen am Boden. Fasse die beiden großen Zehen und hebe die Beine so hoch wie möglich.
2. Die Beine sollen vollkommen durchgestreckt sein.

Die Übung wird einmal ausgeführt. 5–15 Atemzüge. Nach regelmäßigem Üben 2–5 Minuten.

Unterstützende Maßnahmen:

Wirksamste Vorbeugung sind regelmäßige Hüftübungen. Gelenke lockern, bevor sie belastet werden, zum Beispiel schütteln. Tiefe Sitzgelegenheiten meiden. Im Alter werden die Knorpel weniger widerstandsfähig und elastisch, selbst eine natürliche Belastung kann im Einzelfall zur Überlastung führen. Gelenkersatz durch künstliche Gelenke ist nur in sehr schweren fortgeschrittenen Fällen und erst in höherem Lebensalter ratsam. Nicht im Freien sitzen, wenn es kühl ist. Achtung vor Durchzug. Körper warmhalten. Eiweißarme Kost. Wenig Süßigkeiten. Innereien, Rindersuppen, Wurst verboten.

Nützliche Wirkung: Diese Übung trainiert wie keine andere die Gelenke und Knochen des Beckens. Im gesamten Körper wird der Blutkreislauf angeregt. Müdigkeit verschwindet.

Tee: Schwarze Johannisbeerblätter, Brennesselblätter.

BALANCESTRECKUNG NR. 1

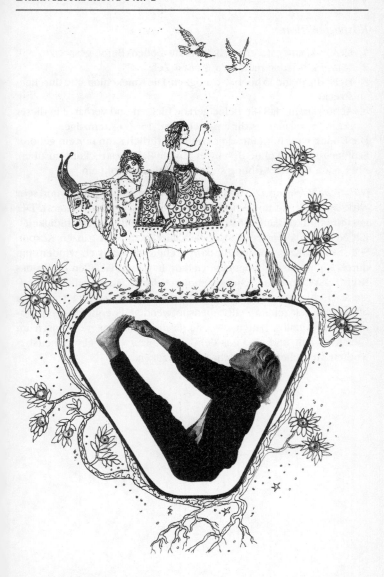

BECKEN

Körperposition:

1. Sitze mit ausgestreckten Beinen am Boden, Beine gespreizt.
2. Nimm mit jeder Hand den großen Zeh.
3. Hebe die Beine so hoch wie möglich. Die Kniekehlen sind durchgestreckt.
4. Achte darauf, daß die Beine gerade bleiben und verharre in dieser Position, solange es dir angenehm ist. 15–60 Atemzüge.

Die Übung wird nur einmal gemacht. Natürlich kann nur ein geübter Schüler zu Anfang ohne Beschwerden die Balancestreckung ausüben. Aber nach täglicher Übung stellt sich alsbald Erfolg ein.

Nützliche Wirkung: Die Übung ist nicht schwer auszuführen und sehr wirksam. Gelenke und Knochen des Beckens werden trainiert. Der gesamte Blutkreislauf wird spürbar angeregt. Hilft gegen Müdigkeit. Ein Netz von kleinsten Blutgefäßen durchzieht den ganzen Körper. Selbst die winzigen roten Blutkörperchen müssen sich winden, um durch sie hindurchzukommen. Gerade in diesen Gefäßen erfüllt das Kreislaufsystem seine lebenswichtige Aufgabe. Austausch von Stoffwechselschlacken und Kohlendioxyd gegen Sauerstoff findet statt und bringt jeder einzelnen Zelle lebensnotwendige Energie. Yogapositionen richtig geübt, halten das chemische Wunderwerk Mensch im Gleichgewicht und sind aus dem Tagesablauf eines gesundheitsbewußten Menschen nicht mehr wegzudenken.

Balancestreckung Nr. 2

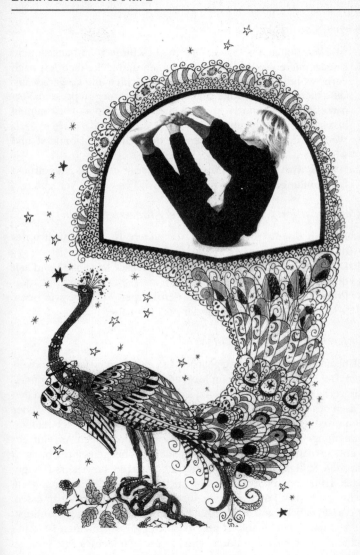

BLÄHUNGEN

Körperposition Nr. 1:

1. Sitze am Boden. Die Beine sind eng geschlossen und angezogen.
2. Umklammere die Beine mit den Armen und ziehe dich fest nach vorn, wobei sich dein Oberkörper aufrichtet. Blicke geradeaus, lasse nicht nach, die Knie gegen den Oberkörper zu pressen. Verharre anfangs 3 Minuten, später 5 Minuten und länger vollkommen bewegungslos und ruhig.
3. Wechsle die Arme, mit denen du die Beine umklammerst und wiederhole die Übung.

Die Übung wird nur einmal ausgeführt, aber öfter am Tag. Sie drückt Gasansammlungen aus dem Körper und verbessert die Verdauung.

Körperposition Nr. 2: (verboten bei Knieverletzungen)

1. Nur ein Knie wird angezogen, das andere ist angewinkelt unter dem Gesäß.
2. Die rechte Hand liegt unter der linken Achsel. Die linke Hand hält den Ellenbogen der rechten Hand.
3. Presse das aufgestellte Knie an den Körper. Verharre wie oben. Wiederhole die Stellung auf der anderen Seite.

Unterstützende Maßnahmen:

Blähbauch und Verstopfung gehören zu den meisten Darmbeschwerden. Der gasförmige Inhalt im Magen-Darm-Kanal ist nicht gleichmäßig verteilt. Abgehende Luft setzt sich aus verschluckter Luft und den Gasen des Darmkanals zusammen. Das Nervensystem ist Verursacher von unzähligen Beschwerden auch im Magen-Darm-Bereich. Luftansammlungen im Magen können sogar das Herz bedrängen. Am einfachsten ist es dann, sich viel zu bewegen oder die obengenannte Übung zu machen. Süßigkeiten führen häufig zu Blähungen, besonders Hefegebäck. Trinke immer vor dem Essen ein Glas warmen Tee (Hagebutten, Schwarztee usw.) und gewöhne dir an, langsam und wenig zu essen. Wenn du gehetzt und aufgeregt, verärgert und ungnädig gelaunt bist, verzichte auf eine Mahlzeit und mach einen Fasttag. Essen ist keine reine Notwendigkeit, sondern sollte immer ein kleines Fest sein.

Tee: Kümmel, Fenchel, Anis.

Blähung lösende Stellung

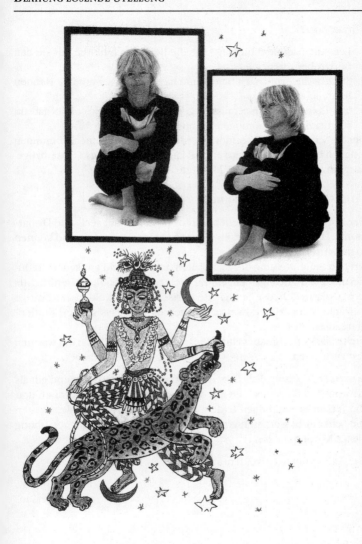

BLÄHUNGEN

Körperposition:

1. Lege dich auf den Rücken. Lege die Beine nach hinten, bis sie den Boden berühren.
2. Strecke die Arme nach hinten und halte die Zehen mit den Händen fest.
3. Die Beine und Arme müssen geradegestreckt sein, ohne daß du schmerzhafte Spannungen in ihnen fühlst.

Der Bogen darf nur ausgeführt werden, wenn dies ohne Spannungen möglich ist! Der Bogen wird einmal ausgeführt. Anfangs 15 Atemzüge. Langsam steigern bis zu 15 Minuten.

Unterstützende Maßnahmen:

Der Darmtrakt ist empfindlicher Reizempfänger auf seelische Disharmonie. Luftansammlungen im Magen bedrängen das Herz und können sogar zu Herzanfällen führen.
Strenge Zeiteinteilung der Mahlzeiten. Langsam und gut kauen. Reduzierung der Nahrungsmengen. Zu meiden sind: Kohl, Hülsenfrüchte, Obst, Salate, Rohkost, Süßigkeiten, frisches Brot, kohlensäurehaltige Getränke, Bier. Mineralwasser vermehren den gasförmigen Kohlensäureanteil im Darm.
Nichts hat sich so gut bewährt, wie vor jeder Mahlzeit ein Glas warmen Tee zu trinken. Nie essen, wenn man ärgerlich oder gehetzt ist.

Nützliche Wirkung: Der Bogen fördert die Blutzirkulation und gilt als Allheilmittel für Menschen mit starkem Gesäß und Hängebauch und alle die unter Blähungen leiden. Vorteilhaft für Wirbelsäule.
Die Sehkraft bessert sich ebenfalls bei regelmäßiger täglicher Übung dieser Körperposition.

Tee: Anis, Kümmel, Weidenrindentee.

BOGEN (verboten bei Bluthochdruck)

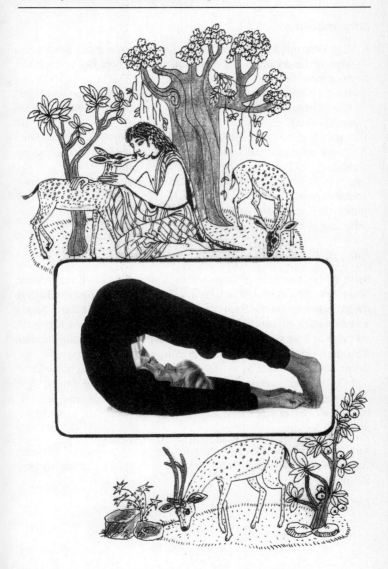

Ischias (Bandscheibenvorfall)

Körperposition:

1. Lege dich mit gestreckten Beinen und Armen auf den Boden.
2. Lege die Finger der linken Hand auf die linke Schulter und winkle das rechte Bein an.
3. Atme aus und bringe rechtes Knie und linken Ellenbogen einander näher (keine Gewaltanwendung, du mußt dich in dieser Position wohlfühlen).
4. Atme ein und gehe in die Ausgangsposition zurück. Wiederhole die Übung, solange du dich dabei wohlfühlst und übe dann die andere Seite. 5–10 Bewegungsabläufe auf jeder Seite.

Diese Übung ist ungemein nützlich. Beachte aber, daß du dich niemals überanstrengst. Das Üben soll deinem Körper das Gefühl von Wohlbefinden vermitteln. Merke: Du turnst nicht, du willst deinen Körper entspannen, während du übst.

Unterstützende Maßnahmen:

Kalte Wohn- und Schlafräume meiden. Immer Durchzug vermeiden. Nicht bei kühlem Wetter im Freien sitzen. Keine schweren Lasten tragen, schieben oder ziehen. Im Alter nimmt die Elastizität der Bandscheiben stark ab. Bandscheiben sind Faserknorpel mit einem gallertartigen Kern. Sie sind nicht von Blutgefäßen durchzogen und können nur durch eine Art der Bewegung ernährt werden, die durch ständige Belastung und Entlastung entsteht (Pumpen). Eine Bandscheibe kann nicht schmerzen. Nur wenn sie abgenützt oder aus der richtigen Lage verdrängt wird, werden Nerven aus der näheren Umgebung gereizt. Bandscheiben verlieren ihre Elastizität um so schneller, je mehr sie geschont werden.

Nützliche Wirkung: Beseitigt Unterleibsverspannungen und Rückenverspannungen. Streckt den Körper und verhilft zu einer natürlichen Haltung.

Tee: Weidenrindenabsud gegen Schmerzen.

Dehnübung

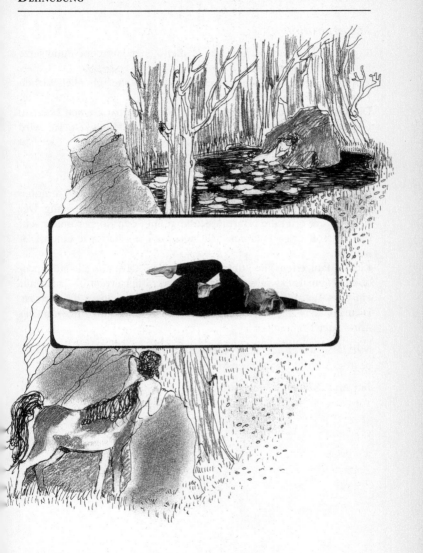

Osteoporose

Körperposition:

1. Knie auf den Boden. Lege die großen Zehen zusammen und setze dich auf deine Fersen.
2. Hände lege geschlossen wie ein Blatt auf die Oberschenkel. Wirbelsäule bleibt gerade. Sitze 5 Minuten.

Diese wunderbare Übung macht den Körper hart wie einen Diamanten. Sie kräftigt nicht nur, sie vertreibt auch Müdigkeit. Sie wird anfangs 5 Minuten, später 15–30 Minuten ausgeführt.

Unterstützende Maßnahmen:

Nach den Mahlzeiten wird diese Übung mit großem Erfolg 5 Minuten lang praktiziert. Die Übung bewirkt eine schnellere Verdauung. Der Körper verwertet die Nahrungsstoffe, reinigt den Körper und macht die feinstofflichen Energiekanäle und Knochen hart wie einen Diamanten.

Kleine Mahlzeiten. Viel Rohkost und Gemüse, Obst und alle Milchprodukte. Niemals essen, wenn man verärgert oder erregt ist. Dann nur ein Glas Tee mit Toast. Nach jeder Mahlzeit, wenn es möglich ist, Diamantsitz. Völlig regungslos sitzen. Wenn möglich, vorher ein Glas Anis- oder Kümmeltee.

Nützliche Wirkung: Gegen Müdigkeit, schlechte Verdauung, Osteoporose, kräftigt das Nervensystem.

Tee: Anis, Kümmel, Weidenrinde.

Diamantsitz Nr. 1

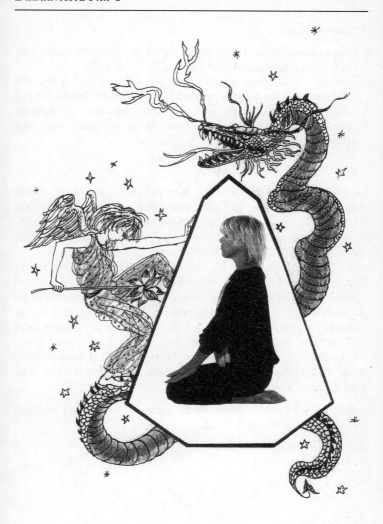

BLASENSCHWÄCHE

Körperposition:

1. Mit angewinkelten Beinen sitzen. Hände zwischen die Knie schieben. Knie fest zusammendrücken.
2. Einatmen und Atem anhalten. Gegen den Druck von außen versuchen, die Knie mit den Händen auseinanderzudrücken, solange du den Atem anhalten kannst. Gleichzeitig Harnröhre und Schließmuskel so fest zusammenziehen, wie es dir nur möglich ist. Ausatmen.

Unterstützende Maßnahmen:

Diese Körperposition wird öfter hintereinander ausgeführt. 10mal oder auch öfter. Immer im Stehen und Sitzen, wenn du daran denkst, Harnröhre zusammenziehen, so, als wolltest du Luft mit einem Strohhalm hochsaugen. Diese Übung ist von großem Nutzen. Schüler hatten nach 7 Tagen (bei täglicher Übung) keine Beschwerden mehr.

Beim Husten, Niesen und Pressen entleert sich eine kleine Menge Urin, ein lästiges Übel, besonders im Klimakterium. Der Schließmuskel der Harnröhre ist von der Produktion weiblicher Hormone abhängig und darum sind Yogaübungen von großem Nutzen, da sie die Hormondrüsen beeinflussen. Sehr zu empfehlen sind nach dem Baden oder Duschen kalte Abduschung der Geschlechtsorgane. 30 Sekunden lang von hinten nach vorne kalt duschen. Vorbeugend für Prostataentzündung. Yogaübungen, die das Becken und die Hüftgegend stärken. Reizlose salzarme Kost.

Nützliche Wirkung: Einhorn stärkt auch die Venen und beruhigt durch die kontrollierte Atmung.

Tee: Johanniskraut, Frauenmantel.

Einhorn Nr. 2

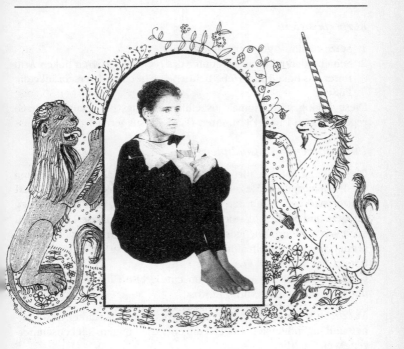

Gebärmutter

Körperposition:

1. Setze dich mit gespreizten Beinen.
2. Schiebe den rechten Arm unter das rechte Knie. Den linken Arm unter das linke Knie. Hebe beide Beine hoch und verschränke die Füße.

Diese Übung wird einmal ausgeführt. Anfangs 30 Sekunden, nach regelmäßigem Üben 15 Minuten (langsam steigern).

Unterstützende Maßnahmen:

Diese Übung hat von allen Körperpositionen die allerbeste Wirkung auf die Gebärmutter. Sie zeigt sich bei vielen Erkrankungen der Gebärmutter wirksam. Nach der Geburt täglich geübt, hilft diese Übung Vitalität und Schönheit sofort wiederzuerlangen. Diese Übung wird auch von Männern hochgeschätzt. Gewebe und Organe werden besser durchblutet. Regelmäßig geübt, verschafft diese Übung Jugend und Potenz bei Mann und Frau.

Gegen schmerzhafte Menstruation eine große Hilfe. Entspannungsübungen (Savasana). Salzarme Kost.

Nützliche Wirkung: Der gesamte Körper gewinnt Stärke, Gewandtheit und Jugendlichkeit. Gegen Lungenerkrankungen, Rückenschmerzen, Weichteilrheumatismus.

Tee: Frauenmantel, Lavendel, Baldrian, Schlüsselblumenblüten.

Fetusstellung

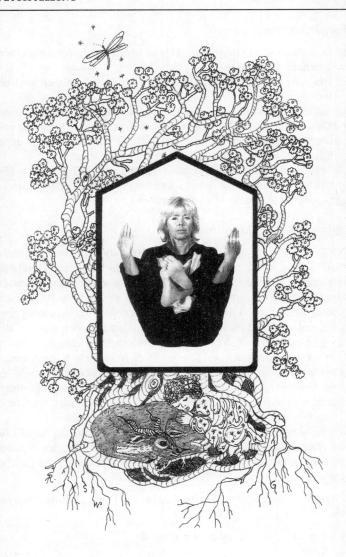

Verdauungsstörung

Körperposition:

1. Lege dich auf den Boden. Die Hände liegen geschlossen am Oberschenkel.
2. Der Körper wird von der Taille und vom Kreuzbein weg hochgehoben.
3. Achte darauf, daß nur die Hüften den Boden berühren. Senke das Kinn auf das Brustbein. (Die Übung ist anstrengend. Versuche erst nach einigen Tagen sie, wie unter Punkt 3 beschrieben, auszuführen.)

Die Übung wird einmal ausgeführt. Anfangs 15, später bis zu 150 Atemzügen, wenn du die Körperposition ohne allzu große Anstrengung ausüben kannst (bis zu 15 Minuten).

Unterstützende Maßnahmen:

Der Nabel ist der Ausgangspunkt für feinstoffliche Energiekanäle (Nadis). Bei Unterleibsbeschwerden, Bauchschmerzen, Durchfall, Verstopfung, Blähungen hat diese Übung nützliche Eigenschaften. In der Yogatradition ist die ausgewogene Lage des Nabelzentrums von größter Bedeutung. Viele Krankheiten entstehen bei verschobenem Nabelzentrum und können durch diese Übung behoben werden. Bei uns gibt es keine Yogalehrer, die einen Nabel berichtigen können. Aber diese Übung setzt den Schüler in die Lage, sein Nabelzentrum selbst in die ausgewogene Position zu bringen, bei der sich der Schüler ohne Beschwerden des Lebens erfreut. Die Fußstreckung übt einen Einfluß auf die feinsten Gewebe im Körper aus. Man sagt, wer diese Übung beherrscht, strahlt unerschütterliche Ruhe aus.

Vegetarische Nahrung. Kleinste Mengen, aber öfter am Tag. Ab 17 Uhr nur noch Kräutertee. Regelmäßige Yogaübungen, die den Schüler entspannen und Freude bereiten. Kamel und Rad haben die gleiche segensreiche Wirkung wie Nabelstreckung.

Nützliche Wirkung: bei Wechseljahren, für Durchblutung, Depression.

Tee: Fenchel, Anis, Kümmel, Weidenrinde.

NABELSTRECKUNG

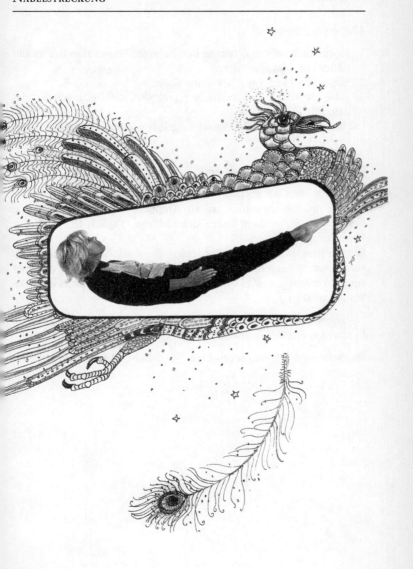

Arthritis

Körperposition:

1. Hocke dich auf die Zehen nieder, hebe die Fersen zum Basispunkt (After) und lasse sie dort.
2. Stütze die Ellenbogen auf deine Knie.
3. Falte die Hände und verharre regungslos, die Gedanken auf das Allerhöchste gerichtet.

Die Körperposition wird einmal ausgeführt. Zeitdauer beträgt 5–15 Minuten.

Unterstützende Maßnahmen:

Spazierengehen auf ebenen Wegen mit weichem Untergrund. Sportschuhe mit Gummisohlen tragen. Treppen langsam gehen. Keine Lasten tragen! Trockenbürsten der Gelenke. Täglich Hockstellung. Kein Übergewicht!
Leichte Kost. Untersagt sind Innereien, Wurst, Fleisch- und Fischkonserven; wenig Fleisch, keine Schalentiere. Keine Fastenkuren, Gewicht langsam verringern. Ab 5 Uhr nachmittags nurmehr Tee und viel klares Wasser trinken.

Nützliche Wirkung: Lindert Gelenkschmerzen in Füßen und Fingern. Bessert Unterleibsbeschwerden. Erfrischt das Gehirn.

Tee: Schwarze Johannisbeerblätter, Brennessel, Mistel, Birkenblätter.

Hockstellung

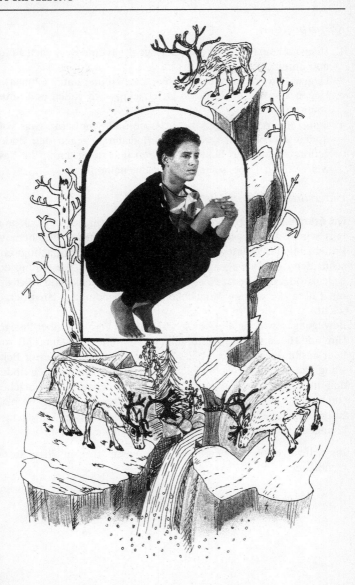

Arthrose – Hüfte (Koxarthrosen)

Körperposition:

1. Liegen. Ziehe beide Knie an. Bewege das rechte Bein nach außen und unten (20mal).
2. Liegen. Bewege das linke Bein nach außen und unten (20mal).
3. Liegen. Bewege beide Beine gleichzeitig nach außen und unten (10mal).
4. Beine ausstrecken. Kopf, beide Arme und Schultern etwas vom Boden abheben (Wirbelsäule wird dadurch gegen den Boden gedrückt). Mit den Beinen radfahren und ruhig durch die Nase weiteratmen. (Übe, solange es dir angenehm ist.)

Unterstützende Maßnahmen:

Die Erkrankung des Hüftgelenks durch Veränderung des Gelenkknorpels wird Koxarthrose genannt, leider die häufigste degenerative Erkrankung des Skelettsystems. Eine Koxarthrose beeinträchtigt einschneidend die Bewegungsfähigkeit. Die operative Versteifung des Gelenks oder der Einsatz eines künstlichen Hüftgelenks sind in schweren Fällen die einzige Möglichkeit zur Behandlung. Kein Übergewicht.
Bewegung ist wichtig! Belastung ist schädlich! Vermeide überflüssiges Hin- und Herlaufen. Bewegungsübungen nur mit entspannter Muskulatur ausführen. Radfahren bietet Bewegung bei verminderter Belastung. Sattel so hoch wie möglich stellen. Gehen auf weichen Böden und in Luftpolsterschuhen ist vorteilhaft. Täglich Spazierengehen (nicht auf Asphalt), Treppen immer sehr langsam gehen. Niemals Lasten tragen. Gelenke trocken bürsten. Am wirksamsten Bewegungsübungen in warmen Räumen und vollkommen entspannt.

Tee: Schwarze Johannisbeerblätter, Brennessel, Birkenblätter, Kastanienblätter.

HÜFTGRÄTSCHE

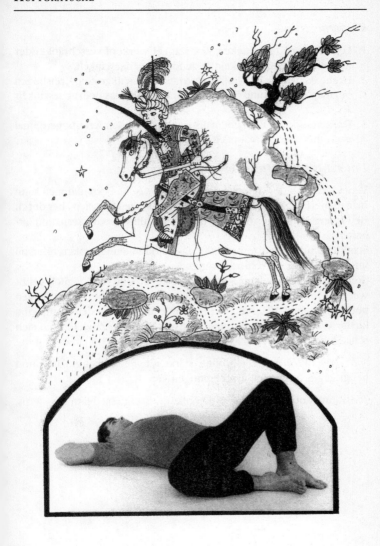

HÜFTGELENKARTHROSE

Körperposition:

1. Lege dich auf den Rücken, Arme am Hinterkopf verschränkt oder neben den Oberschenkeln liegend. Knie angewinkelt.
2. Drehe das rechte Bein durchgestreckt in einem großen Kreisbogen 5mal nach außen und 5mal nach innen. Stelle das Bein abgewinkelt ab.
3. Drehe das linke Bein ebenfalls in einem großen Kreisbogen 5mal nach innen und 5mal nach außen.

Unterstützende Maßnahmen:

Veränderungen der Gelenke durch rheumatische Erkrankungen kann man nicht rückgängig machen. Die Beweglichkeit läßt sich aber durch Bewegungsübungen, die man täglich ausführt, verbessern und erhalten.

Schonung und Nichtbeanspruchung von kranken Gelenken führt zu immer weiterer Verschlechterung.

Wenn der Arzt Bewegungsübungen erlaubt, dann muß täglich geübt werden. Nicht länger als 30 Minuten. Die Grenze bei Yogaübungen beträgt 1 Stunde. Während dieser Stunde muß nach jeder Übung eine kleine Entspannungspause eingelegt werden. Ein »Zuviel« kann sich schädlich auswirken.

Nützliche Wirkung: Die Übung stärkt die Beckenmuskulatur und beugt gegen Verschleißerscheinungen vor.

Tee: Zinnkraut, Wacholder, Birkenblätter, Brennesselblätter.

HÜFTÜBUNG

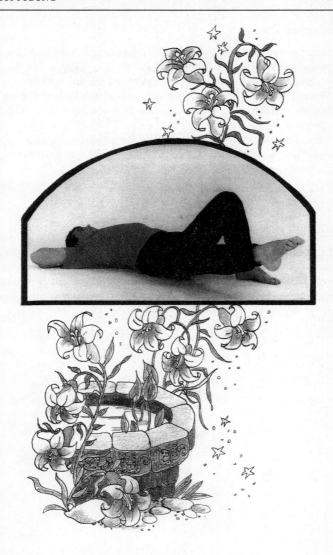

Ischias

Körperposition:

1. Lege dich auf die linke Seite. Stütze deinen Kopf auf die linke Hand. Stütze dich mit der rechten Hand gut ab.
2. Hebe das rechte Bein hoch (senkrecht, wenn möglich).
3. Bewege das Bein leicht nach vorn, bewege das Bein leicht nach hinten, solange bis du merkst, daß das Bein von Muskeln im Gesäß gehalten wird.
4. Beobachte bei geschlossenen Augen dein Hüftgelenk von innen und fühle, wie sich das Bein vorwärts und nach rückwärts bewegt. 3–5 Bewegungsabläufe.

Übe diese Yogaposition 1- bis 2mal am Tag. Bald wirst du merken, daß regelmäßiges, tägliches Üben von Erfolg gekrönt ist.

Unterstützende Maßnahmen:

Kein Übergewicht. Leichte Nahrung. Keine Innereien, Wurst, wenig Fleisch. Viel trinken, klares Wasser und Tee.
Regelmäßige Bewegungsübungen für Hüfte und regelmäßige Spaziergänge. Sehr hilfreich sind Fußbewegungen, um das Fußbett zu stärken.

Nützliche Wirkung: Ischias und Lendenwirbelbeschwerden werden mit dieser Übung mit großem Erfolg vertrieben.

Tee: Birkenblätter, Brennessel.

HÜFTWIEGE

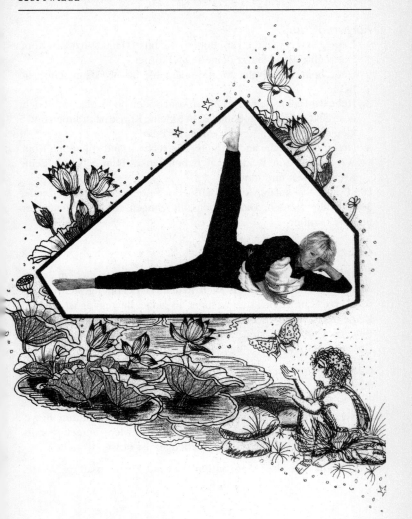

ARTHROSE — HÜFTE (Koxarthrosen, Hüftluxation, Endoprothesen)

Körperposition:
1. Liege gestreckt seitlich am Boden. Die linke Hand stützt den Kopf. Die rechte Hand stützt deinen Oberkörper.
2. Hebe beide Beine gleichzeitig und zähle bis 30. Dann senke die Beine.
3. Hebe das rechte Bein etwa 20 cm vom Boden hoch. Mache mit dem gestreckten hochgehobenen Bein 5 kleine Kreise nach außen und 5 kleine Kreise nach innen. Senke das Bein.
4. Drehe dich auf die andere Seite. Die rechte Hand stützt den Kopf. Wiederhole nun: Beide Beine heben. Linkes Bein heben, 5 kleine Kreise außen und innen.

Die Übung soll anfangs einmal auf jeder Seite, später 5mal auf jeder Seite geübt werden. Dazwischen mit einigen ruhigen Atemzügen immer ausruhen.

Unterstützende Maßnahmen:

Sport ist nicht so geeignet wie kurze Spaziergänge auf weichem Boden. Auf hartem Pflaster Gummisohlen. Radfahren bei hochgestelltem Sattel. Kurze Schritte belasten weniger als lange. Bewegung ist wichtig. Keine Belastung. Schwimmen im warmen Thermalwasser (28 Grad). Bewegungsübungen sind täglich Pflicht, will man vorbeugen. Kein Übergewicht. Fleischlos. Reichlich trinken.

Nützliche Wirkung: Selbstkontrolle der Hüftgelenke. Lege dich auf den Rücken. Ziehe beide Beine an. Knie und Oberschenkel berühren sich. Versuche einmal das linke, dann das rechte Knie nach außen zu senken. Normalerweise müßte das Knie den Boden berühren. Bewegungseinschränkung geht späteren Beschwerden immer voraus. Beginne etwas dagegen zu tun. Vorbeugen ist besser als heilen.

Tee: Brennesselblätter, Hagebutten (kalt mit Zitronensaft).

Hüftschere

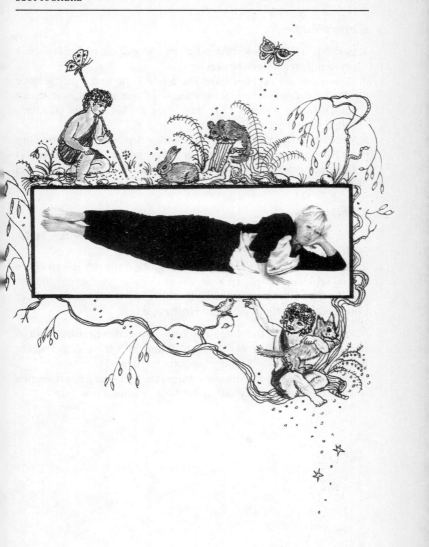

BRUCHVERGRÖSSERUNG

Körperposition Nr. 1:

1. Setze dich mit ausgestreckten Beinen und lege die rechte Fußsohle an den linken Oberschenkel an.
2. Nimm mit der rechten Hand die große Zehe und lege die linke Hand auf den Rücken. Senke den Kopf nur so weit, wie es dir angenehm ist. Anfangs 15 Atemzüge, später bis 30 oder 60 Atemzüge. Seite wechseln.

Möchte der Schüler einer fortschreitenden Bruchvergrößerung oder einer Hodenvergrößerung Einhalt gebieten, muß er solange üben, bis er täglich eine der Übungen 10 Minuten ausführen kann und sich dabei wohlfühlt. Jede Seite 5 Minuten.

Körperposition Nr. 2:

1. Die rechte Fußsohle bleibt am Oberschenkel des linken Fußes liegen.
2. Jetzt faßt du mit beiden Händen die große Zehe des linken Fußes und senkst den Kopf zum Knie, soweit es dir angenehm möglich ist.

Wie bei allen Übungen ist darauf zu achten, daß du dich während der Übung wohlfühlst und nicht überanstrengst.

Nützliche Wirkung: Die Knie-Kopf-Position regt den Kreislauf sanft an und beseitigt Steifheit der Glieder. Wenn die Übung länger geübt werden kann, soll die Atmung beachtet werden.

Ruhig durch die Nase einatmen – Atem anhalten – langsam ausatmen – Atem anhalten – ruhig durch die Nase einatmen usw.

KNIE-KOPF-POSITION (verboten bei Knieverletzungen)

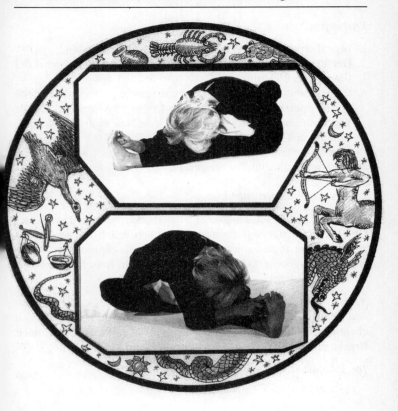

VERSTOPFUNG

Körperposition:

1. Lege dich auf den Bauch. Beine geschlossen am Boden.
2. Der Körper berührt vom Nabel bis zu den Zehen während der Übung den Boden.
3. Die Hände stütze neben der Brust auf. Hebe den Oberkörper hoch und lege den Kopf zurück, so weit du kannst. 15 Atemzüge in dieser Yogaposition, während du leicht durch die Nase atmest. Senke dich langsam und entspanne dich.

Die Übung wird nur einmal ausgeführt. Anfangs 30 Sekunden, später 5 Minuten nach allmählicher Steigerung.

Unterstützende Maßnahmen:

Verstopfend wirken Auszugsmehl, Fabrikzucker, Säfte und gekochtes Obst, sie machen jene Nahrungsmittel unverträglich, die zur Beseitigung von Verstopfung unerläßlich sind: Vollkornprodukte, Frischkornbrei, Frischobst, Rohkost, alle Gemüse, kein Fleisch, viele Faserstoffe, Milchprodukte.

Nützliche Wirkung: Die beste Übung für chronische Verstopfungsleiden. Reduziert Übergewicht, macht schmale Taille und einen schönen ebenmäßigen Körper. Segnende Übung für Männer, Frauen, Kinder, Kranke und Gesunde, Junge und Alte.

Tee: Johanniskraut, Holunder, Knoblauch.

Kobra

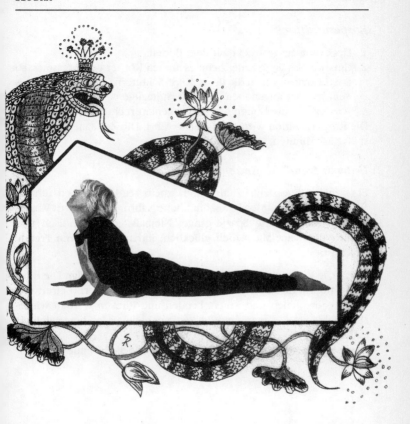

Altern

Körperposition:

1. Liege lang ausgestreckt auf dem Boden.
2. Umarme das linke Knie, ziehe es an den Körper und presse es, so fest du kannst, gegen die Brust. Kopf, Schultern und ausgestrecktes Bein werden angehoben. 30–150 Atemzüge.
3. Wiederhole die Übung mit angezogenem rechten Bein.

Die Körperposition wird einmal ausgeführt. Die Zeitdauer beträgt 5, später 15 Minuten.

Unterstützende Maßnahmen:

Ein regelmäßiges, zufriedenes und arbeitsfreudiges Leben führen. Wenig essen und nur leicht bekömmliche Nahrung. Viel klares Wasser trinken. Ausgedehnte Spaziergänge. Niemals geizig, neidisch und unzufrieden sein. Mach dich glücklich, indem du anderen Freude bereitest.

Nützliche Wirkung: Der Magen-Darm-Trakt wird gereinigt. Die Blutzirkulation in den unteren Gliedmaßen wird verbessert. Befreit von Arthritis in Beinen und Knien. Lenden und Rücken werden widerstandsfähig, und Lenden- und Beckenknochen werden beweglich erhalten.

Keine Körperposition wirkt so verjüngend wie die lösende Liegestellung.

Lösende Liegestellung

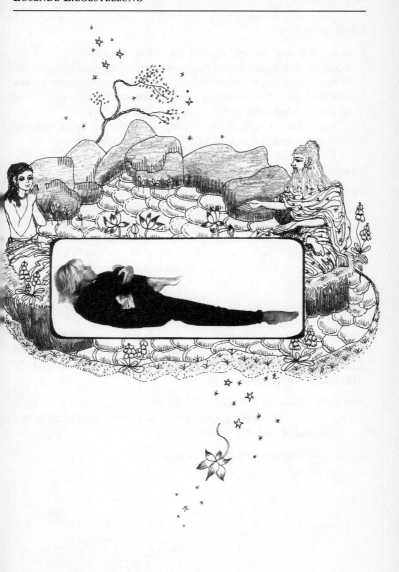

HÄMORRHOIDEN

Körperposition:

1. Setze dich und spreize, so weit du kannst, die Beine.
2. Beuge dich vor und nimm Knöchel oder Zehen in die Hände.
3. Beuge den Oberkörper vor und senke den Kopf in Richtung Boden. Wippen und überanstrengtes Vorbeugen schädigt Gelenke und Bänder, deshalb übe mit Geduld und Behutsamkeit.

Die Übung wird einmal gemacht. Anfangs 15 Atemzüge, später solange du dich dabei wohlfühlst und keine Schmerzen fühlbar sind.

Zusätzlich: Schließmuskelübung

Im Sitzen, Stehen oder auch in der Badewanne übe jeden Tag 3mal Schließmuskelübung. Schließmuskel 50mal fest zusammenziehen und bewußt erschlaffen lassen. Niemals mit Klopapier den After reinigen, sondern mit warmem Wasser. Nachher mit Bepanthensalbe eincremen. Nach dem Duschen oder Baden ist es sehr bekömmlich, sich vom After nach vorne (über Hoden und Penis oder Scheide) sehr kalt zu duschen. Zähle dabei bis 30.

Unterstützende Maßnahmen:

Keine blähenden Nahrungsmittel. Süßigkeiten einschränken. Sehr mild würzen, salzarm. Verboten sind Alkohol, Bohnenkaffee und Abführmittel im Übermaß. Für gute Verdauung sorgen. Faserstoffe (Gemüse, Getreide, Salate, Äpfel).

Nützliche Wirkung: Der Körper wird beweglich. Gegen Störungen der Harnwege. Die Atmung verlangsamt sich, wenn die Übung länger als 30 Sekunden ausgeführt wird.

Tee: Kastanienblätter, Heidelbeerblätter.

NIEDERBEUGUNG

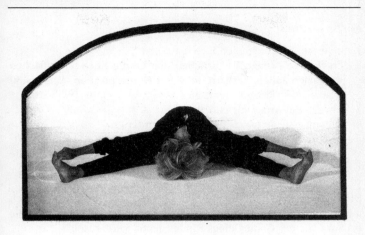

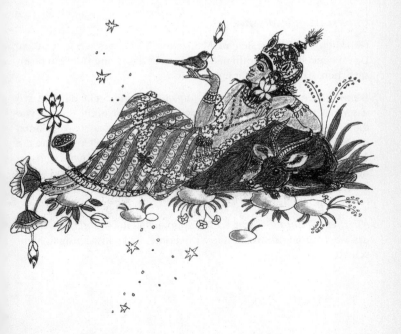

SCHWANGERSCHAFT

Körperposition:

1. Stehe mit geschlossenen Füßen auf den Zehen.
2. Strecke die Arme seitlich neben den Ohren hoch. Handflächen offen nach außen. Verharre in dieser Körperposition. Anfangs 30 Atemzüge, später 90 Atemzüge.
3. Bewege die Arme vor und zurück.
4. Schwinge sie seitwärts hoch und herunter.
5. Beschreibe mit den Armen Kreise, so daß sie sich wie Palmenblätter vom Baumstamm aus in alle Richtungen ausbreiten. Und stelle dir vor: Unter deiner Palme ruht ein kleines Menschlein im Schatten. Übe täglich.

Diese Übung trägt dazu bei, daß sich Mutter und Kind wohl und frisch fühlen. Die Geburt verläuft leicht. Die Palme ist die einzige Übung, die bis kurz vor der Geburt eines Kindes geübt werden soll.

Unterstützende Maßnahmen:

Glücklich sein! Kleine, leichte Mahlzeiten. Viel klares Wasser trinken. Daran denken, daß Nikotin und Kaffee auch das kleine Herzlein beanspruchen, das sich gerade entwickelt.

Wenn die werdende Mutter ruht, folgende Übung: Stelle dir dort, wo das Menschlein schwebt, eine Seerosenknospe vor. Stelle dir vor, wie die Knospe sich öffnet. Langsam Blatt für Blatt. Beobachte das Öffnen der Seerose und laß ein Lächeln auf deinen Lippen spielen. Wenn die Seerose geöffnet ist, entsteht in ihrem Mittelpunkt eine neue Knospe, die sich öffnet und so fort. Verweile in dieser Vorstellung und sende unendlichen Frieden unter dein Herz, wo sich ein Menschensamen öffnet, um eine liebliche Blume aufblühen zu lassen.

Nützliche Wirkung: Gegen Kälteempfindlichkeit. Fördert bei Kindern das Wachstum und streckt die Wirbelsäule bei kleinwüchsigen Menschen.

Palme Nr. 1 (kann bis vor der Geburt geübt werden)

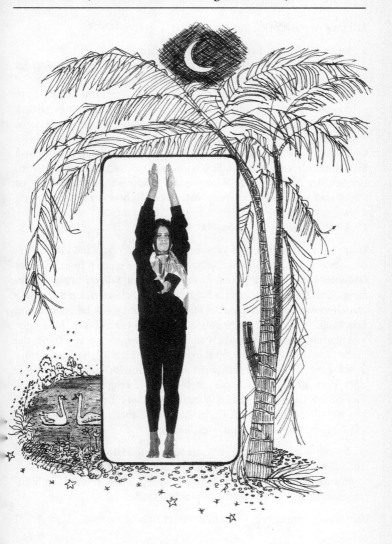

Ischias (Bandscheibenvorfall)

Körperposition:

1. Stehe mit geschlossenen Füßen. Nur barfuß.
2. Senke den rechten Arm mit geschlossener Handfläche entlang am Oberschenkel, so daß die Hand zum Boden zeigt.
   Der linke Arm ist hochgestreckt. Langsam drehst du deinen Kopf so, daß du in die Handinnenfläche des erhobenen Armes blickst. Verharre in dieser Position vollkommen ruhig 15 Atemzüge lang. Später steigern auf 30–60 Atemzüge.

Die Yogaposition wird einmal, höchstens 2mal am Tag geübt (3–4 Stunden vorher nicht essen und trinken), und nach kurzer Zeit wird der Schüler die segnende Wirkung der Yogaposition erleben. Sie ist leicht und von unschätzbarem Nutzen bei Ischiasbeschwerden.

Unterstützende Maßnahmen:

Unter Ischias versteht man verschiedene Schmerzzustände im Gesäß, die Ober- und Unterschenkel hinunter oder im ganzen Bein. Warmes Bad oder Duschen bringt immer Erleichterung. Wärme bringt Linderung. Kein kaltes, ungeheiztes Schlafzimmer. Schon in den alten Bauernhöfen war das Schlafzimmer über der warmen Küche geplant, um Feuchtigkeit in den Schlafräumen auszuschließen. Nach Abklingen von akuten Schmerzen ist die Palme eine ausgezeichnete Übung, die nicht ermüdet, durchblutet, kräftigt und die Haltung bessert, womit Beschwerdefreiheit erreicht wird. Jedes Schulkind müßte die Palme üben und alle, die überempfindlich auf Kälte reagieren.

Viel barfuß laufen und gehen. Niemals Massagen bei akuten Schmerzen. Kein tierisches Eiweiß, wenn, dann nur Kabeljau und Huhn. Sauna wird angenehm empfunden, viel Wärme.

Nützliche Wirkung: Fördert Wachstum, gute Haltung, darf während der Schwangerschaft geübt werden, gehört in jeden Turn- und Bewegungsunterricht, in jede Schule, um Haltungsschäden und Durchblutungsstörungen von vornherein auszuschließen.

Tee: Weidenrindentee, abkochen, bis er hellrot ist.

Palme Nr. 2

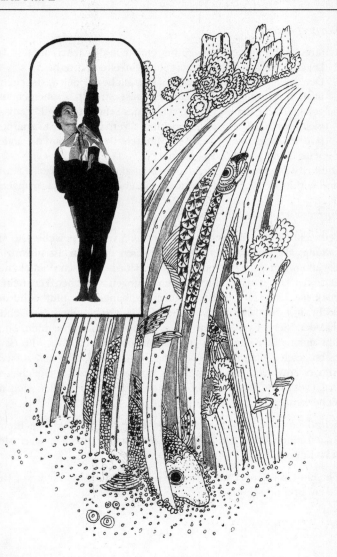

FETTSUCHT

Körperposition:

1. Strecke das linke Bein nach hinten. Stelle die Zehen auf.
2. Lege die rechte Hand auf das angewinkelte rechte Bein.
3. Der linke Arm wird mit einer ausgeglichenen Seitwärtsbeugung nach links gedreht und auf den ausgestreckten Oberschenkel gelegt. Drehe den Kopf langsam aus der Schultergegend heraus, so weit nach links, wie dir angenehm ist. Verharre in der Körperposition 15 Atemzüge, später 3–5 Minuten. Dann langsam die andere Seite üben. Nachher ausruhen.

Die Seitwärtsbeugung steigert die Biegsamkeit des ganzen Körpers und verhindert dadurch besonders in der Hüfte Fettablagerungen.

Unterstützende Maßnahmen:

Fettsucht ist eine übermäßige Vermehrung von Fettgewebe. Die Auffassung, alle Formen von Fettsucht seien endogen, ist umstritten. Yogaübungen beeinflussen immer die Hormondrüsen. Vielleicht ist darin der Erfolg der altüberlieferten Übungen zu suchen. Fettsucht ist ein Risikofaktor für eine Reihe von Erkrankungen wie Bluthochdruck, Gicht und die damit verbundenen Gefäßerkrankungen des Gehirns und der Niere. Es ist Pflicht, etwas dagegen zu unternehmen. Ab 17 Uhr nur mehr Kräutertees trinken. Ansonsten von allem die Hälfte essen. Nach einiger Zeit gewöhnt man sich daran und ist stolz auf jedes Kilo, das man verloren hat. Die Seitwärtsbeugung sollte täglich zweimal (vor dem Essen) geübt werden. Die Erfolge stellen sich mit Sicherheit ein.

Nützliche Wirkung: Die Seitwärtsbewegung schenkt leuchtende Augen, einen schönen Körper und Unwiderstehlichkeit anderen Menschen gegenüber.

Tee: Ein Glas Wasser mit einem Teelöffel Apfelessig immer vor dem Essen, Brennessel, Birkenblätter.

Seitwärtsbeugung

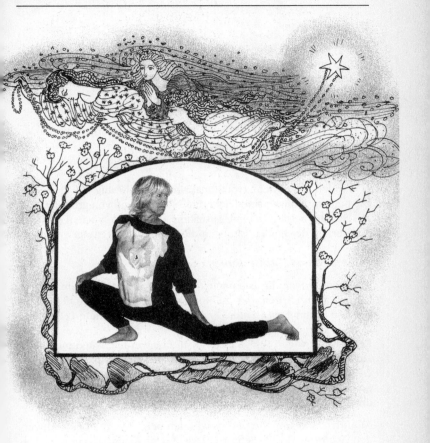

Ischias (Bandscheibenvorfall)

Körperposition:

1. Lege dich vor einem Sessel auf den Boden. Verschränke die Hände am Hinterkopf und lege beide Waden auf den Sessel.
2. Atme durch die Nase ein und presse beide Waden in den Sessel, solange du den Atem anhalten kannst. Atme aus.
3. Wiederhole täglich etwa 20mal diese Übung.

1. Atme ein und presse die rechte Wade auf den Sessel, solange du den Atem anhalten kannst. Atme aus.
2. Presse nun abwechselnd einmal die linke, einmal die rechte Wade nieder.
3. Wiederhole täglich etwa 20mal auch diese Übung.

Die beiden Übungen sind leicht durchführbar und von größtem Nutzen. Schüler bestätigen ohne Ausnahme, daß nach 6 Wochen täglicher Ausführung der beiden Übungen die Schmerzen vergangen waren.

Unterstützende Maßnahmen:

Abklären, woher die Schmerzen kommen. Es ist nicht immer ein Wirbelsäulenschaden, der zu Rückenschmerzen führt. Oft sind es nervöse Spannungszustände. Zum Beispiel unbewältigte Lebensumstände.

Kein Übergewicht. Schlank kann man nur werden, wenn man nicht zuviel ißt. Keine Innereien und Wurst, wenig Fleisch und Süßigkeiten. Geordnete Lebensumstände und Freude an jeder Arbeit wirken sich immer heilsam aus. Ausgedehnte Spaziergänge. Yogaentspanungsübungen.

Nützliche Wirkung: Besonders wirksam bei Lendenwirbelbeschwerden. *Achtung:* Niemals Schweres tragen oder heben. Körper warmhalten. Vorsicht vor Zugluft und Sitzen im Freien.

Tee: Hagebutten, Zinnkraut, Weidenrinden.

Sesselübung Nr. 1

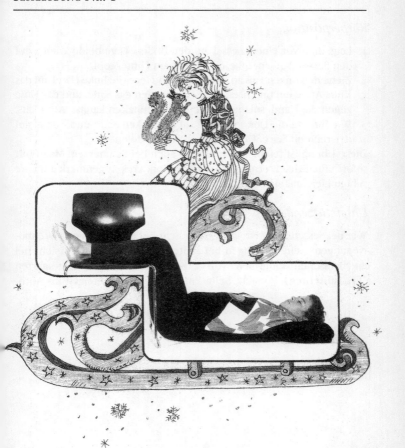

Ischias (Bandscheibenvorfall)

Körperposition:

1. Lege dich vor einem Sessel auf den Boden. Lege beide Waden auf den Sessel. Verschränke die Hände am Hinterkopf.
2. Ziehe den linken Fuß an dich heran und lege die linke Hand auf das Knie. Atme ein und presse die Hand gegen das Knie, und das Knie gegen die Hand, solange du den Atem anhalten kannst. Atme aus.
3. Wiederhole die Übung 10mal auf der linken Seite und 10mal auf der rechten Seite. Übung täglich wiederholen.

Diese Übung ist leicht durchführbar, auch bei Schmerzen. Man fühlt sofort eine Erleichterung und sollte besonderes Augenmerk auf eine ruhige gleichmäßige Atmung legen.

Unterstützende Maßnahmen:

Wie bei Sesselübung Nr. 1. Und Vorsicht bei Gymnastik mit Drehbewegungen. Keine Massagen bei akuten Schmerzen und Vorsicht bei mechanischen Eingriffen von außen. Keine langen Autofahrten (Erschütterung). Vorsicht beim Einsteigen und Aussteigen ins Auto.

Sesselübung Nr. 2

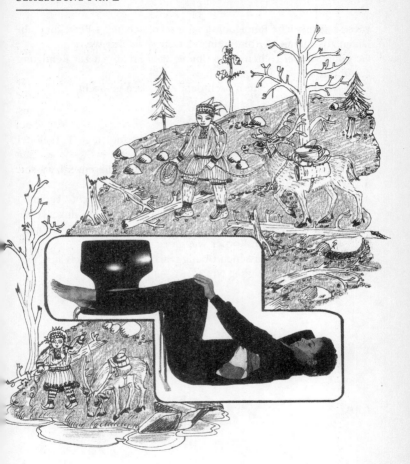

Verdauungsstörungen

Diese segensreiche Reinigungsübung setzt sich aus 4 Bewegungsabläufen zusammen, die hintereinander durchgeführt werden.
Gesunde Schüler sollten diese Übung 2mal im Monat zur Reinigung ausführen.
Die Übung wird nüchtern nach dem Aufstehen gemacht.

Körperposition:

1. Nimm einen Krug nicht zu kaltes Wasser und füge 1 Teelöffel normales Salz bei (1 l Wasser).
2. Setze dich hin und trinke 2 große Gläser von diesem Salzwasser.
3. Stemme dich auf Zehen und Hände.
4. Blicke über die linke Schulter und betrachte die rechte Ferse.
5. Blicke über die rechte Schulter und betrachte die linke Ferse. Wiederhole diesen Ablauf insgesamt 4mal nach rechts – 4mal nach links. Winde deinen Körper wie einen Fischschwanz.

Nach dieser abgeschlossenen Übung machst du nun gleich anschließend die Muschelreinigung Nr. 2.

Muschelreinigung Nr. 1

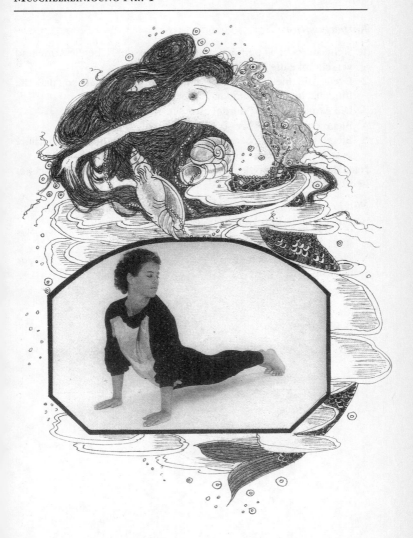

VERDAUUNGSSTÖRUNGEN

Körperposition:

1. Stehe aufrecht. Die Knöchel sind geschlossen. Hebe die Arme und verschränke die Finger ineinander.
2. Drehe die ineinander verschlungenen Hände nun so, daß die Innenflächen der Hände nach oben zeigen.
3. Die Arme sind ganz durchgestreckt.
4. Biege den Oberkörper so weit wie möglich nach rechts.
5. Biege den Oberkörper so weit du kannst nach links. Wiederhole diesen Ablauf 4mal nach rechts und 4mal nach links.

Nach dieser abgeschlossenen 2. Übung machst du nun gleich anschließend die Muschelreinigung Nr. 3.

Nützliche Wirkung: Stärkt schlaffe Rückenpartien. Entspannt Rückenmuskeln und verhilft zu einer jugendlichen Haltung.

MUSCHELREINIGUNG NR. 2

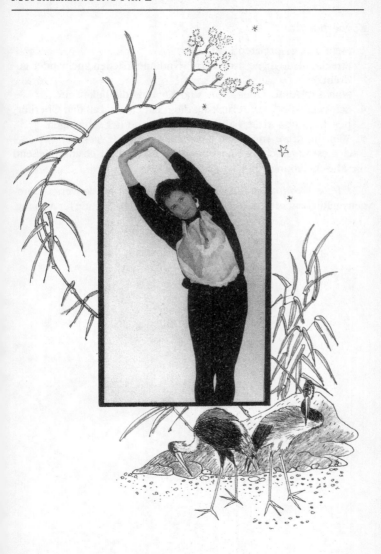

Verdauungsstörungen

Körperposition:

1. Stehe mit gespreizten Beinen.
2. Strecke beide Arme nach vorn. Handinnenflächen zueinander gedreht.
3. Nun wirf Arme, Oberkörper und Kopf auf die linke Seite.
4. Schwinge die Arme zurück auf die rechte Seite. Laß den Oberkörper, Kopf und Arme richtig locker hin und her schwingen.
5. Wirf die Arme 4mal nach links und 4mal nach rechts.

Nach dieser abgeschlossenen Übung machst du sogleich anschließend die Muschelübung Nr. 4.

Nützliche Wirkung: Stärkt den Rücken und löst Muskelverspannungen im Rückenbereich. Der Brustkorb dehnt sich. Wichtig für Atmung.

MUSCHELREINIGUNG NR. 3

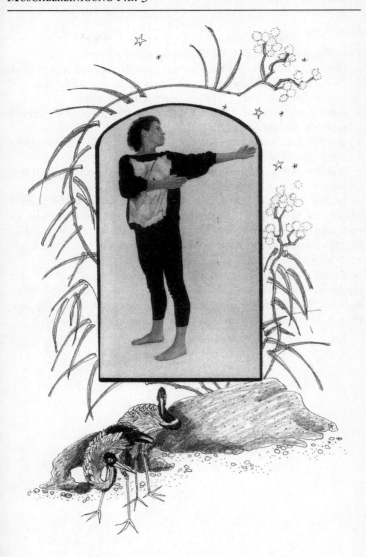

Verdauungsstörungen

Körperposition:

1. Hocke auf dem Boden. Beide Hände auf den Knien.
2. Drehe Oberkörper und Kopf nach rechts. Blicke nach hinten über die Schulter. Gleichzeitig drücke das linke Knie zum Boden.
3. Drehe dich 4mal nach rechts und 4mal nach links.
4. Nach Beendigung der Übungen setzt du dich und trinkst wieder ein großes Glas Salzwasser.
5. Anschließend wiederholst du den ganzen Vorgang noch einmal von vorne: Position 1, 2, 3 und 4.
6. Wieder trinkst du ein großes Glas Salzwasser und wiederholst den ganzen Vorgang von vorne.

Es ist bei jedem Schüler anders. Der eine verspürt schon nach 3 Gläsern Salzwasser und Übungsabläufen den Drang seinen Darm zu entleeren, der andere braucht 6 Gläser oder mehr. Nach jedem Entleeren des Darmes wird der Darminhalt flüssiger, bis zum Schluß nur noch klares Wasser kommt.

Innerhalb einer Stunde nach der Übung sollte man einen Reisbrei oder Haferbrei essen. Lege ein Flöckchen Butter darüber. Nach dem Essen ein Glas Wasser trinken. Leichtes Mittagessen. An diesem Tag kein Fleisch, keine Milchprodukte. Am besten Gemüse und Obst.

MUSCHELREINIGUNG NR. 4

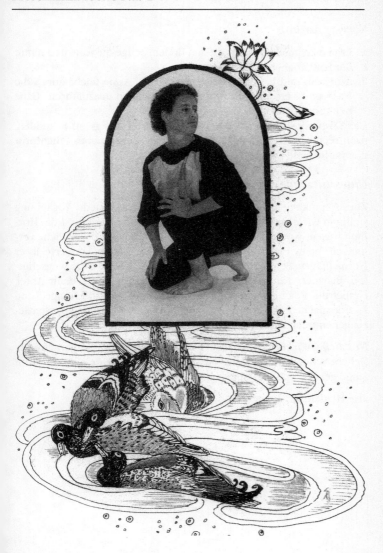

ZUCKERKRANKHEIT – DIABETES

Körperposition:

1. Lege dich auf den Bauch auf den Boden, beuge die Knie und nimm die Fußknöchel in die Hände.
2. Atme ein und hebe die Beine nach oben. Atme leicht durch die Nase und versuche die Übung 30 Sekunden auszuführen. Ganz behutsam und langsam herunterkommen.

Die Körperposition wird einmal ausgeführt. Anfangs 30 Sekunden, nach regelmäßiger Übung 1 Minute. Sie ist ein tägliches Pflichtprogramm für jeden Diabetiker.

Unterstützende Maßnahmen:

Zuckerkrankheit ist eine Stoffwechselerkrankung. Jede Yogaübung stellt ein Gleichgewicht im Stoffwechsel her und beeinflußt die Hormondrüsen, wodurch sie unentbehrlich ist. Jedes Übergewicht vermeiden, beim Fasten eilen sichtbar erhöhte Blutzuckerwerte ihrer Normalität zu. Fett einschränken, bei Gemüse Kochwasser wegschütten, Bananen, Kirschen und Weintrauben nicht essen, dafür Äpfel, Grapefruit. Reichlich Bewegung mit Yogaübungen, die zusagen und Freude machen. Entspannungsübung Savasana. Viel und lange spazierengehen oder radfahren.

Nützliche Wirkung: Das Kamel regt Sekretion der Magensäfte an. Behebt Schmerzen im Unterleib. Hält die Wirbelsäule elastisch. Läßt lange geistig rege und länger jugendlich sein.

Tee: Heidelbeerblätter.

Kamel

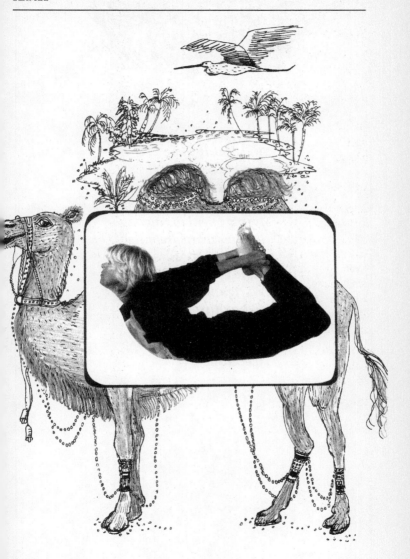

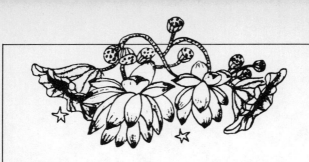

Fingerpositionen
Fingerpositionen
Handdrehübung
Handdrehung
Handwerfen
Sprunggelenkübung
Handvorwärtsdrehung
Hochstemmposition
Krähe
Kräftigung der Ellenbogen
Lokomotive
Muschelschließung
Schiebeposition
Tigerkralle

ARME

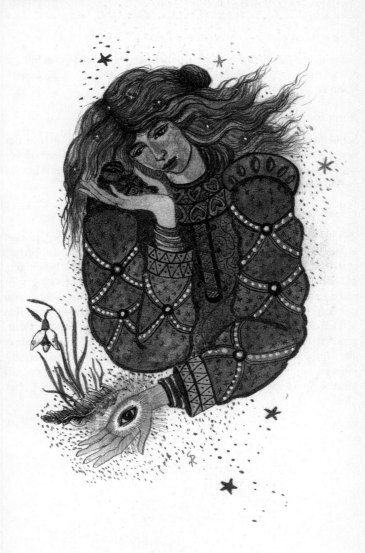

FINGERGELENK-ARTHROSE

Fingerposition Nr. 1: Kreis schließen

Öffne deine Hand. Führe jetzt deine Daumenspitze abwechselnd zur Spitze des kleinen Fingers, Ringfingers, Mittelfingers, Zeigefingers. Dann retour. Je 10mal.

Fingerposition Nr. 2: Blätter spreizen

Schließe die Hand. Jetzt spreize die Finger, wie Blätter sich in der Sonne spreizen. Schließe und spreize die Finger 10mal. Wenn du vor dem Fernseher sitzt, lege deine beiden Hände auf die Oberschenkel und übe 20mal Blätter spreizen.

Unterstützende Maßnahmen:

Zweihöckrige Knoten befallen gerne arthrotische Fingergelenke. Frauen in den Wechseljahren leiden darunter. Man nennt das Fingergelenk-Polyarthrosen. Die häßlichen Knoten lassen sich beseitigen: mit absolutem Verzicht auf tierisches Eiweiß, mit täglichen Fingerpositionen und mit warmen Olivenölbädern der Finger, die nachher von der Fingerspitze nach unten massiert werden. Oft fragen Schüler, was soll ich denn dann essen? Salate und Rohkost mit kaltgepreßten Pflanzenölen. Kartoffeln, Reis, Hafer, Weizen, Polenta usw. Jedes Gemüse, alle Nüsse und Obstsorten, Mehlspeisen, wenn man Gusto hat, mit wenig verstecktem Eiweiß, wie Butter, Milch und Eiern. Manchmal ein Magerjoghurt, magerer Topfen, 9-prozentiger Käse sind erlaubt, aber nicht zu oft.

Kreis schliessen – Blätter spreizen

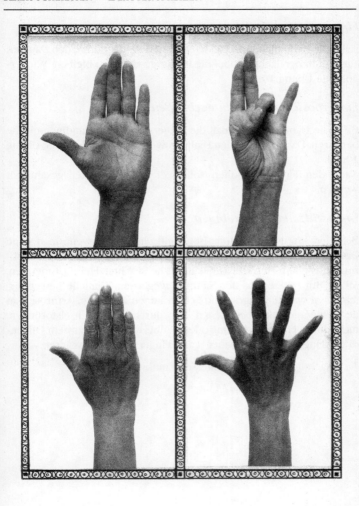

FINGERGELENK-ARTHROSE

Fingerposition Nr. 1: Daumen einziehen

Halte die Hand offen, spreize den Daumen ab. Jetzt führe den Daumen zur Handinnenfläche, wobei die Finger geschlossen bleiben. Wiederhole die Übung 10mal.

Fingerposition Nr. 2: Blüte schließen

Balle die Hände so weit, daß die Fingerspitzen die Handinnenfläche berühren. Dabei spreize den Daumen weit ab. Wiederhole die Übung 10mal.
Nach den Fingerpositionen sollen die Hände locker geschüttelt werden.

Unterstützende Maßnahmen:

Bei allen Arten von Rheumatismus gilt ein Gesetz, wenn man seine Beschwerden bessern oder mit viel Disziplin heilen möchte: Ernährung umstellen. Tierisches Eiweiß, das heißt Wurst, Fleisch, Innereien, Milch, Butter, Eier aus der Nahrung weglassen. Tägliche Bewegung, immer in warmen Tages- und Schlafräumen aufhalten. Arthrosen an den Fingergelenken entstehen nur durch Stoffwechselstörungen, nicht durch eine Überlastung oder Fehlbelastung. In warmem Olivenöl die Finger baden. Nachher jeden Finger einzeln massieren.

Tee: Wacholderbeeren, Brennessel, Zinnkraut.

Daumen einziehen – Blüte schliessen

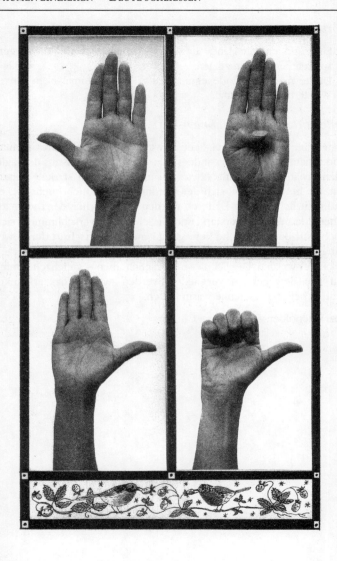

HANDGELENK-ARTHROSE

Körperposition:

1. Sitze und lege die Hände auf die Oberschenkel, wobei die Fingerspitzen nach innen zeigen.
2. Drehe nun die Hände einmal nach außen, einmal nach innen. Wiederhole das 10mal.

Unterstützende Maßnahmen:

Erstes Gebot ist immer tägliche Bewegung der befallenen Gelenke. Und Ernährung umstellen, indem man tierisches Eiweiß aus der täglichen Ernährung wegläßt. Rheumatismus verursacht starke Schmerzen, die bewirken, daß sich der Rheumageplagte nicht mehr locker und natürlich bewegt. Dadurch werden die Ursachen der rheumatischen Erkrankungen verstärkt und die Schmerzen verschlimmern sich noch. Nur durch tägliche Bewegung kann der Fortschritt der Bewegungseinschränkung durch immer stärker werdende Schmerzen bekämpft werden. Der Schüler muß täglich üben – gleichzeitig müssen alle Bewegungen vermieden werden, welche das erkrankte Gelenk belasten. Gelenke warm halten.

Tee: Wacholder, Hagebutten, Ginster.

Handdrehübung

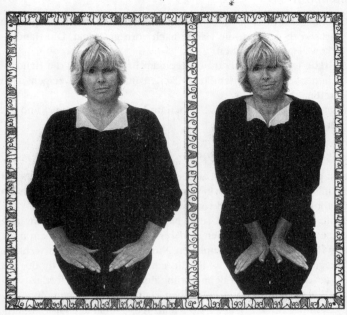

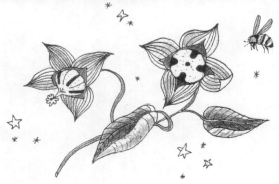

Ellenbogengelenk-Arthrose

Handposition:

1. Stehe gerade mit geschlossenen Beinen. Die Oberarme sind an den Brustkorb gepreßt, die Hände nach vorn gestreckt. Die Handflächen zeigen nach oben.
2. Drehe jetzt (die Oberarme liegen am Brustkorb an) die Handflächen nach unten. Handinnenflächen und Daumen zeigen nach unten.
3. Jetzt drehe die Hände nach oben und nach unten. 10mal und das 2mal am Tag.

Unterstützende Maßnahmen:

Es ist gut, dazu den Winkel zu üben, da Haltungsschäden, welche oft unauffällig sind, Schmerzen in verschiedenen Gelenken, besonders am Ellenbogengelenk, verstärken können.

Empfehlenswert ist immer, seine Nahrungsgewohnheiten zu ändern, Wurst, fetter Käse, Innereien sind verboten, wenn Fleisch sein muß, dann Huhn und Kabeljau einplanen. Nur kaltgepreßte Öle verwenden. Bewegung täglich üben, es ist die einzige wirksame Methode, mit lästigen Schmerzen und Behinderung durch Schmerzen fertigzuwerden. Viel Geduld ist nötig. 6-Wochen-Plan berücksichtigen. Zum Beispiel einmal am Tag Winkel, 20 Atemzüge, einmal am Tag Handdrehung, 10mal.

Handdrehung

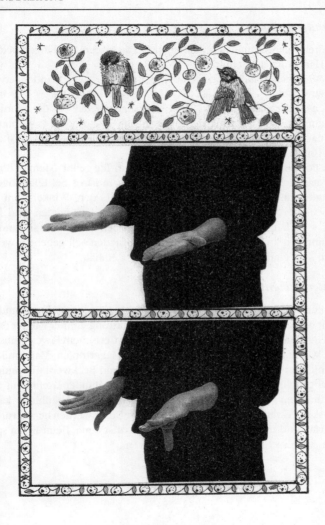

ELLENBOGENGELENK-ARTHROSE

Handposition:

1. Stehe gerade mit geschlossenen Beinen. Lege die Finger beider Hände auf die Schulter.
2. Wirf beide Hände jetzt nach vorne, als wolltest du jemandem etwas zuwerfen.
3. Lasse die Hände langsam und entspannt wieder auf die Schulter zurück. Und wirf die Arme wieder nach vorne. Immer Anspannung nach vorne – Entspannung zurück. Wiederhole diese Handposition 10mal.

Die Position wird einmal, eventuell 2mal am Tag geübt. Niemals öfter, da man sich sonst überanstrengt. Sehr ratsam ist es bei Ellenbogenschmerzen, eine Haltungsposition wie z. B. den Winkel zum 6-Wochen-Programm dazuzunehmen. Ellenbogenschmerzen sind leider sehr langwierig, und auch nach 6 Wochen melden sich noch Schmerzen an. Die Besserung ist aber auf jeden Fall gegeben, wenn man sein tägliches Programm diszipliniert einhält.

Unterstützende Maßnahmen:

In keinem Fall Überanstrengung und Belastung des schmerzenden Gelenkes. Bewegung täglich, aber ohne Belastung. Immer wieder muß gesagt werden, daß eine Einschränkung von tierischem Eiweiß günstig ist. Wähle Huhn, Kabeljau, mageren Käse, Magertopfen, Magermilch, wenig Eier in versteckter Form in Kuchen und Backwerk. Besonders unangenehm wird Durchzug und Zugluft empfunden. Achte auf die natürlichen Gefühle des Unbehagens, denn lokale Abkühlung kann Muskelverkrampfungen und rheumatische Beschwerden hervorrufen. Warme und trockene Schlaf- und Aufenthaltsräume. Beim Essen sparen, ist besser, als beim Einheizen sparen.

HANDWERFEN

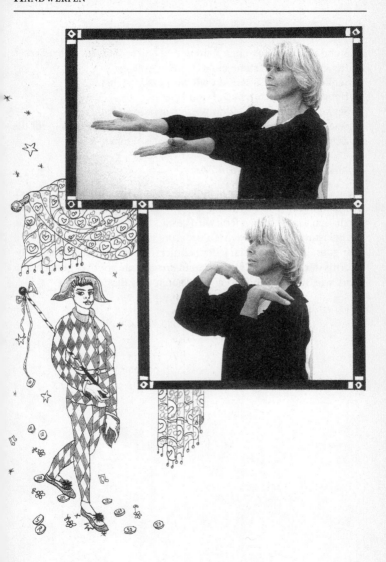

SPRUNGGELENK — STÄRKEND

Körperposition:

1. Stehe mit geschlossenen Beinen und stütze dich auf einen Sessel.
2. Hebe die Fersen, stehe auf den Zehenspitzen.
3. Senke die Füße, so daß du wieder gerade stehst.
4. Hebe die Zehen, stehe auf den Fersen.
5. Senke die Füße, so daß du wieder gerade stehst.
6. Wiederhole nun: Auf die Zehenspitzen – auf die Fersen – auf die Zehenspitzen – auf die Fersen. Übe das 20mal.

Unterstützende Maßnahmen:

Diese Übung wäre bei allen Schulkindern angebracht, da viele jugendliche Schüler sehr schwache Sprunggelenke und auch oft Fußbettschäden haben. Das Sprunggelenk wird gestärkt und ist dadurch bei stärkerer Belastung im Sport den Anforderungen besser gewachsen.
Sehr gute Erfolge hat auch jeder Schüler, der unter chronischer Polyarthritis der Sprunggelenke leidet. In erster Linie aber vorbeugend für Sport wie Tennis, Schifahren, Langlaufen und Bergwandern.

Sprunggelenkübung

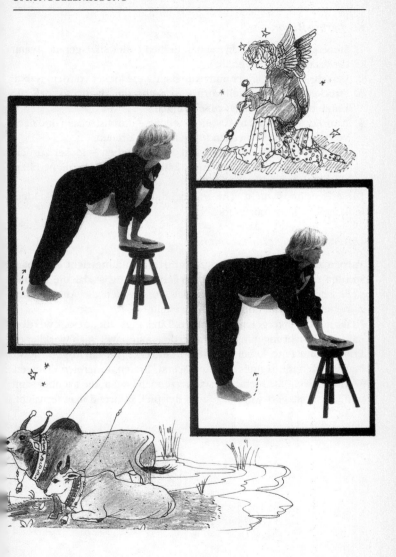

FINGERGELENK-ARTHROSE

Körperposition:

1. Stehe gerade mit geschlossenen Beinen (oder sitze gerade, wenn dir das Stehen schwerfällt).
2. Verschränke die Finger und halte die Hände locker vor dem Nabel.
3. Strecke die Arme nach vorn und drehe die Hände so, daß die Handinnenflächen nach außen zeigen.
4. Nun: Locker zurück in Ausgangsstellung – durchstrecken und nach vorne führen und die Hände nach außen drehen.
   Wiederhole: Strecken nach vorn, Hände drehen – locker zurück.
   20mal, einmal, vielleicht auch 2mal am Tag. Bitte nicht übertreiben.

Diese Position ist nicht schwer, macht aber Fingergelenke, Handgelenke und Schultergürtel locker.

Unterstützende Maßnahmen:

Vorbeugend für Kinder, kann gut in den Schulunterricht eingebaut werden, ohne daß viel Zeit verloren geht. Wichtig ist, daß die Wirbelsäule gerade gehalten wird und daß Vorstrecken die Anspannung, Zurücknehmen die Entspannung darstellt.

Heilsam bei Fingergelenkschmerzen. Dazu muß aber gesagt werden, daß die Ernährung umgestellt werden muß, will man wirklichen Erfolg. Huhn, Pute, Kabeljau, kaltgepreßte Öle, sparsam magerer Käse, Magertopfen, Buttermilch sollten Wurst, Braten, Innereien ersetzen.

Warme Olivenölbäder für die schmerzenden Finger, die nachher sanft und lange massiert werden – zum Beispiel, während man fernsieht.

HANDVORWÄRTSDREHUNG

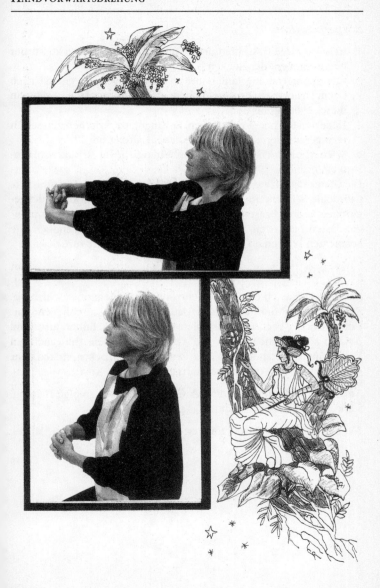

Arthritis — Arme

Körperposition:

1. In Rückenlage Fußsohlen am Boden, Arme durchgestreckt. Körper hochstemmen, der Rücken bleibt dabei gerade.
2. Aus dieser Haltung heraus drückst du den Körper gerade nach oben. Drücke das Brustbein hoch, so gut du kannst, und zähle in dieser Haltung bis 30.
3. Lasse den Körper gerade sinken. Er hängt jetzt zwischen den Schultern gerade herunter. Zähle in dieser Haltung bis 30.
4. Wiederhole noch 1- bis 2mal diese Übung. Hinauf 30 zählen, hinunter 30 zählen.

Die Übung täglich ausführen. Geh danach hin und her. Sofort fühlst du, daß deine Wirbelsäule aufgerichtet, deine Schulterblätter zurückgeglitten und dein Brustkorb angenehm frei geworden ist. Verspannungen lassen bald nach, und dein Gang ist leicht und jugendlich, die Schmerzen klingen ab, und dein Wohlbefinden kehrt zurück.

Unterstützende Maßnahmen:

Abklären lassen, ob eine Nervenentzündung vorliegt oder Weichteilrheumatismus. Moorbäder zu Hause in der Wanne, anschließend mit kaltem Wasser rechten und linken Arm bis zur Schulterpartie und Nacken kalt duschen, dabei pro Arm bis 20 zählen. Hilft auch bei Verspannungszuständen im Nackenbereich. Trockenbürsten der Arme, Gelenke bevorzugen. Fettarme und leichte Kost.

Nützliche Wirkung: Jugendlicher Gang. Gegen schlampige Haltung. Stärkt die Schultermuskulatur.

Tee: Schwarze Johannisbeerblätter, Brennessel, Birkenblätter, Mistel.

HOCHSTEMMPOSITION

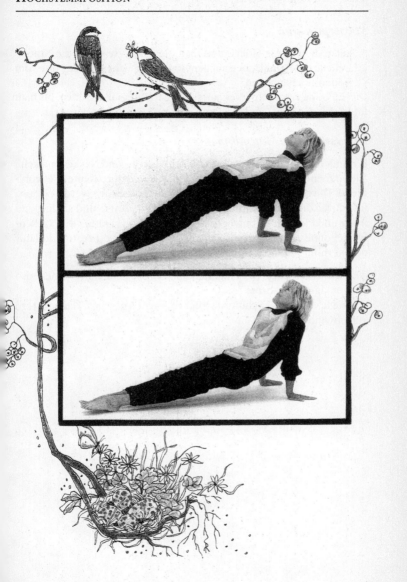

Arm- und Handgelenke

Körperposition:

1. Setze dich in die Hocke und lege die Arme zwischen die Knie.
2. Drücke die Handflächen auf den Boden und versuche die Füße vom Boden hochzuheben.

Diese Übung sieht schwerer aus als sie ist. Man muß sie üben, bis man fühlt, daß die Arm- und Nackenpartie kräftiger geworden ist.

Unterstützende Maßnahmen:

Besonders Frauen haben schwache Brust-, Arm- und Nackenmuskeln. Die Krähenübung stärkt diese Muskelpartie und durchblutet sie wohltuend. Durchblutungshemmungen (Schmerzursache) werden gelöst, und durch die Durchblutung wird die Nacken-, Brust- und Armgegend freier und lockerer zu bewegen sein. Diese Übung kräftigt die Nackenpartie, ohne sie zu überanstrengen, entwickelt die Brustmuskulatur und verhilft zu einem festen Bauch.

Nützliche Wirkung: Bei Fingergelenkarthrose sehr hilfreich, ebenso bei Handgelenkarthrose.
Ganz wichtig: Arme, Schultern, Rücken werden gestärkt. Hängezittern verschwindet.

Krähe

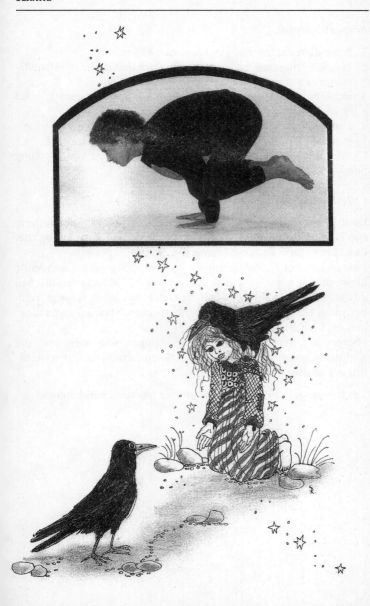

ELLENBOGEN

Körperposition:

1. Stehe aufrecht mit eng geschlossenen Füßen.
2. Lege die Oberarme eng an den Brustkorb und drehe die Handflächen nach vorne. Die Finger sind eng geschlossen.
3. Hebe mit angespannten Armmuskeln die Hände ruckartig nach oben (Oberarme bleiben fest am Körper liegen).
4. Entspanne die Muskulatur und senke die Unterarme zur Ausgangsposition.

Die Übung macht man etwa 20- bis 25mal. Entspannung und Spannung beachten.

Unterstützende Maßnahmen:

Diese Übung stärkt die Ellenbogengelenke und bessert Mißbildungen. Die Blutzirkulation wird vermehrt, der Unterarm wird kräftig. Bei Gelenkverschleiß ist diese Übung von Nutzen.

Man nimmt bei Gelenkverschleiß an, daß der gelenkauskleidende Knorpelbelag vorzeitig abgeschliffen wird, die Knochenendflächen ihre Schutzschicht verlieren und die Gelenkflüssigkeit versiegt. Fehlbelastung, Übergewicht, besonders übertriebener Leistungssport können die Ursache sein.

Übergewicht vermeiden. Bewegungsübungen wie oben sind das wichtigste, was man tun kann, um den Gelenkverschleiß in den Gelenken aufzuhalten.

Tee: Brennessel, Birkenblätter, Schwarze Johannisbeerblätter.

KRÄFTIGUNG DER ELLENBOGEN

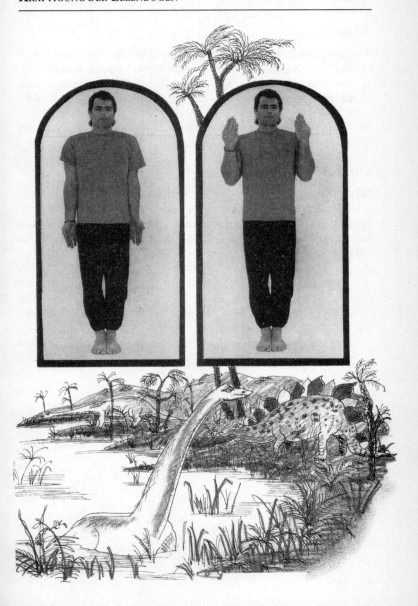

OBERARME – STÄRKEND

Körperposition:

1. Stehe gerade mit geschlossenen Füßen. Balle die Hände zu Fäusten und lege die Ellenbogen im rechten Winkel an den Körper.
2. Nun stoße die Arme kräftig vorwärts und rückwärts, immer so, daß die Ellenbogen wie in der Ausgangsposition, zur Taille zurückkehren.

Die Übung wird höchstens 25mal gemacht. Einmal am Tag genügt, auf keinen Fall öfter als 2mal am Tag.

Unterstützende Maßnahmen:

Wenn jemand schwache Arme hat, werden sie durch diese Position kräftiger. Haltungsschäden an Armen und Schultern lassen sich berichtigen. Die Ellenbogengelenke werden gekräftigt, schwammige, lokkere und dicke Arme werden wohlgeformt und schlank, wenn diese Position ständig geübt wird.

LOKOMOTIVE

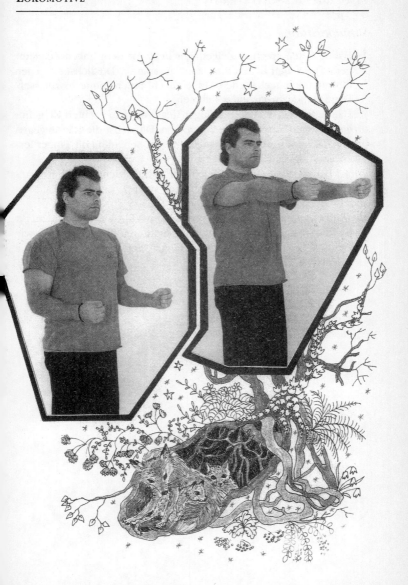

Fingergelenke-Polyarthritis

Handposition:

1. Hände falten (rechter Zeigefinger liegt vor dem linken Zeigefinger). Die Finger halten die Hände zusammen. Du ziehst sie gegen die zusammengehaltenen Finger nach außen, ohne loszulassen. Dann Hände auseinander nehmen.
2. Hände falten (linker Zeigefinger liegt vor dem rechten Zeigefinger). Finger halten Hände zusammen. Du ziehst die Hände gegen die zusammengehaltenen Finger nach außen, ohne die Finger loszulassen. Dann Hände auseinander.

20mal Finger falten (linker Zeigefinger vorne), ziehen und auseinander. Finger falten (rechter Zeigefinger vorne), ziehen und auseinander.

Diese Übung kann während des Fernsehens geübt werden. Bald merkt man nicht mehr die eine ungewohnte Seite und findet mühelos, wie sich einmal rechts, einmal links die Finger ineinander schließen, wie eine Muschel.

MUSCHELSCHLIESSUNG

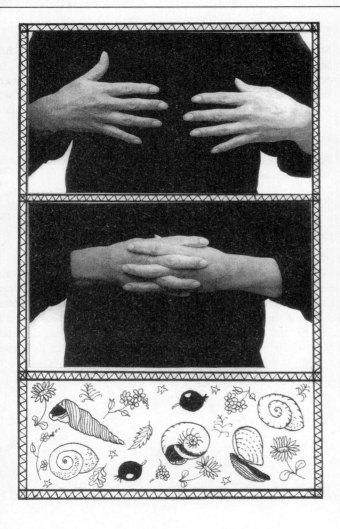

HANDGELENK-ARTHROSE

Körperposition Nr. 1:

1. Stehe gerade mit geschlossenen Füßen. Lege die Handflächen aneinander, so daß die Fingerspitzen das Kinn berühren.
2. Schiebe die zusammengedrückten Hände (Handflächen liegen aneinander) nach unten, halte dabei den Kopf gerade. Dann schiebe die Hände wieder nach oben. Wiederhole das 10mal.

Körperposition Nr. 2:

1. Stehe mit geschlossenen Füßen. Lege die Handrücken aneinander in Höhe Brustbein.
2. Schiebe die Hände (mit aneinandergelegten Handrücken) nach unten. Wiederhole das 10mal.

Unterstützende Maßnahmen:

Wenig tierisches Eiweiß. Unbedingt Abkühlung vermeiden.
Bei empfindlichen, kreislaufschwachen und älteren Menschen kann der Körper sich an Zugluft und Unterkühlung nicht problemlos anpassen, es kann zu örtlichen Zirkulationsstörungen mit schmerzhaften Gefäß- und Muskelverkrampfungen kommen. Rheumatismus, egal in welcher Form, verlangt Wärme und Trockenheit. Nicht mit eiskaltem Wasser waschen, Handgelenke warm halten und auf jeden Fall bewegen, denn Bewegung ist das einzig Wirksame, um die Gelenke nicht steifer und schmerzhafter werden zu lassen.

Schiebeposition

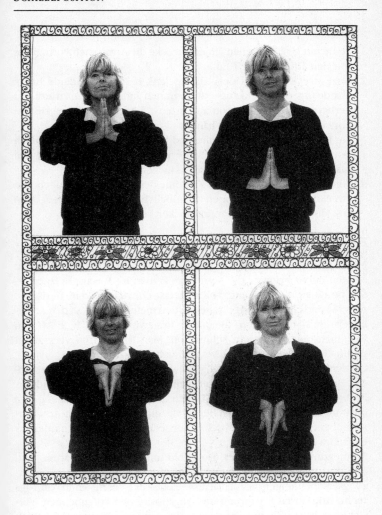

FINGER-ARTHROSE

Körperposition:

1. Stehe mit geschlossenen Füßen. Strecke die Arme nach vorn. Bilde mit den Fingern eine Kralle.
2. Jetzt streckst du aus dem Handgelenk heraus die Hände hoch. Hände und Arme sind versteift, beginnen auch leicht zu zittern. Du verharrst in dieser Position und machst 5 Atemzüge. Dann läßt du kurz die Hände gelockert hängen.
3. Du bildest wieder eine Kralle und biegst die Hände soweit nach unten, wie es möglich ist. Arme und Hände sind versteift. Du machst 5 Atemzüge. Dann Hände locker hängen lassen.
4. Nimm die Ellenbogen hoch. Krümme deine Finger zu Krallen und strecke sie soweit nach oben wie möglich. Atme 5 Atemzüge. Dann läßt du die Arme langsam und locker herunterhängen.

Unterstützende Maßnahmen:

Man nimmt an, daß Stoffwechselstörungen des Knorpels die häßlichen Knoten hervorbringen, die besonders Frauen im Wechsel plagen.
Ich bestätige, daß ich mit voll vegetarischer Diät (kein tierisches Eiweiß) und täglicher Tigerkralleposition meine Knoten an den Zeigefingern und Mittelfingern für immer losgeworden bin. Jede Art von Rheumatismus verursacht Schmerzen. Man ist dadurch verkrampft und nicht imstande, sich locker und natürlich zu bewegen.
Ob der Schüler Weidenrinde gegen die Schmerzen kaut oder Weidenrindenabsud trinkt oder ein Aspirin einnimmt, ist seine Entscheidung. Natur und Chemie sind keine Gegensätze, sondern Ergänzung. Ich bitte immer wieder den Schüler, nicht eigenmächtig vom Arzt verschriebene Medikamente durch Naturheilmittel zu ersetzen oder gar einfach wegzuwerfen.
Schmerzursache ist immer Durchblutungshemmung. Darum sind Yogapositionen unerläßlich und die einzig wirksame Hilfe, um Abnützungserscheinungen aufzuhalten. Noch besser ist es im Sinne von Yoga rechtzeitig durch Ernährung und Yogapositionen vorzubeugen. Vorsicht vor kalter Zugluft. Immer trockene warme Wohn- und Schlafräume. Keinen Leistungssport. Spazierengehen und Radfahren mit hochgestelltem Sattel wird empfohlen.

Tigerkralle

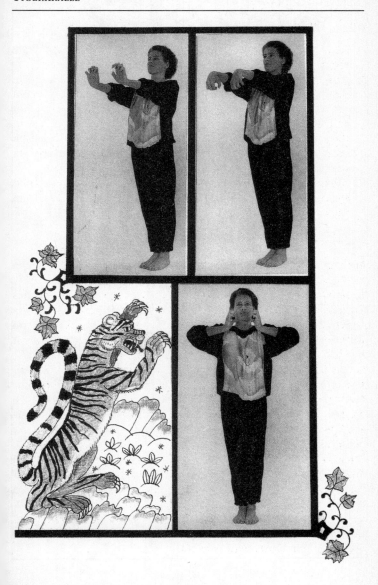

Einhorn Nr. 1
Fußbettstärkung
Gesegnete Stellung
Hirtenstab
Klopfübung
Kniestärkung
Pendeln
Schildkröte
Schneiderlein Nr. 1
Schneiderlein Nr. 2
Schreiten in gerader Linie
Strampeln
Storch

BEINE

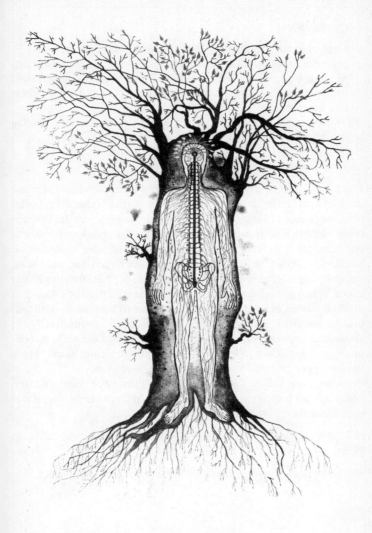

Krampfadern – Venenerkrankungen

Körperposition:

1. Setze dich auf den Boden. Stelle die Knie eng zusammen.
2. Lege die Handflächen außen an die Knie. Atme ein und halte den Atem an, während du die Knie mit den Händen fest zusammenpreßt und mit den Knien versuchst, gegen diesen Druck hinauszupressen. Atme aus.

Die Körperposition wird 15mal wiederholt. Sie kann öfter am Tag geübt werden.

Unterstützende Maßnahmen:

Unter Krampfadern werden erweiterte Venen verstanden, die sichtbar das Blut zum Herzen führen. Immer klären, ob Fußbettschäden bestehen und dagegen Übungen machen. Bei Schwangerschaft das Einhorn üben, nicht zu sehr zunehmen, um frühzeitig Krampfadern vorzubeugen. Bewegung und noch einmal Bewegung ist wichtig. Immer Beine hochlagern, selbst im Bett ein Keilpolster unterlegen. Salzarme Kost. Entspannungsübung Savasana üben, wodurch der Rückfluß des Blutes in den Venen gefördert wird. Wassertreten ist Pflicht. Kaltes Wasser in die Badewanne, ca. knöcheltief. Beginnen mit 20 Sekunden – und hin- und herwandern. Später langsam steigern auf 90 Sekunden. Nicht abtrocknen, sondern trocknen lassen, eine gute Gelegenheit, Fußübungen zu machen. Viel Obst und Rohkost. Keine Wurst, keine Rindersuppen, wenig Fleisch und wenig Süßigkeiten.

Bei Schmerzen helfen: Kalte Essigwickel: 1/3 Essig zum kalten Wasser. Vom Knöchel bis zum Knie kalten Wickel. Mit Decke einschlagen und eine halbe Stunde wirken lassen.

Nützliche Wirkung: Die Übung gibt schöngeformte und schlanke Beine.

Tee: Viel klares Wasser trinken, Ringelblumen, Kastanienblätter.

Einhorn Nr. 1

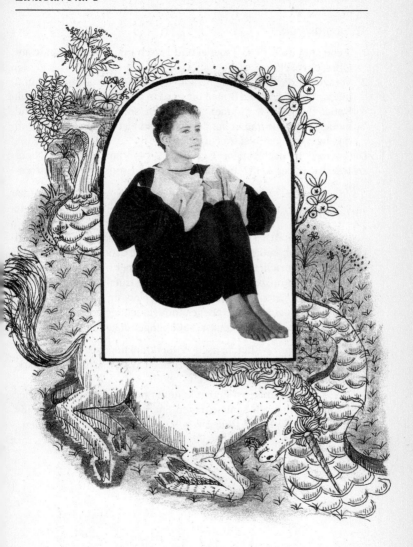

FUSSBESCHWERDEN

Körperposition:

1. Stehe auf den Zehen. Knöchel und Fersen geschlossen. Hände am Oberschenkel.
2. Verändere die Haltung nicht und wippe auf den Zehen auf und nieder (Ferse darf den Boden nie berühren). Wippe anfangs 20mal.
3. Knöchel und Fersen immer geschlossen, springst du nun auf und nieder, versuche immer auf dem gleichen Platz zu landen, auf dem du abgesprungen bist. Anfangs 20mal.

Die Übung wird nach einigen Tagen auf 30- bis 50mal gesteigert. Nicht anstrengen, es darf kein Muskelkater entstehen, sonst war die Anstrengung zu groß.

Unterstützende Maßnahmen:

Auf weichen Böden spazierengehen. Viel barfuß gehen. Vom Arzt klären lassen, ob Einlagen nötig sind. Wenn ja, dann Fußübungen zur Unterstützung machen. Diamantsitz üben. Immer beachten, daß Fußbettschäden gerne zu Kreuzschmerzen und Hüftschmerzen führen. Füße aus dem Gelenk heraus drehen und vor- und zurückstrecken, sooft du daran denkst. Füße pflegen, mit Hirschtalg einreiben, Zehen bewegen, sooft du daran denkst. Fußübungen machen.

Nützliche Wirkung: Rheumatische Fußerkrankungen lassen sich heilen. Waden werden schön geformt, Fußbett wird elastisch und stark, der Gang elastisch und jugendlich.

Schüler mit verkrümmten Zehen konnten nach 3 Monaten täglicher Übung wieder normale Schuhe tragen. Spreizfüße, Senkfüße, Plattfüße lassen sich bei täglicher Übung von 5 Minuten bessern und heilen.

Fussbettstärkung

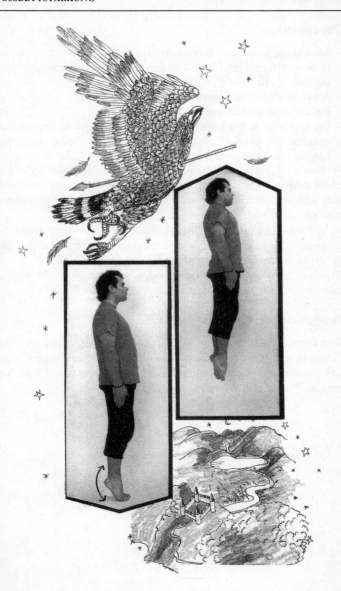

Alle Krankheiten heilend

Körperposition:

1. Setze dich, so daß die Fersen das Gesäß berühren.
2. Halte mit der rechten Hand die rechte Zehe, mit der linken Hand die linke Zehe.
3. Senke das Kinn und presse es auf das Brustbein.
4. Fixiere deinen Blick auf die Nasenspitze.
5. Du verharrst völlig unbeweglich in dieser Position und machst anfangs 30 Atemzüge, die du später auf 150 Atemzüge erweiterst. Langsam in die Ausgangsposition.

Die Position wird nur einmal ausgeführt. Ihre heilige Wirksamkeit ist davon abhängig, wie lange du die Position unbeweglich und entspannt üben kannst. Richte dich übertrieben langsam auf und ruhe immer kurz aus.

Diese Position ist für fast alle Krankheiten gut. Sie ist segensreich für die *Beine,* welche sie stärkt und sie ist segensreich für die *Lungen* und das *Abwehrsystem* und fördert die *Konzentrationskraft.*

Wenn der Schüler nicht mit den Händen nach hinten reicht, wird er anfangs die Hände entspannt auf die Oberschenkel legen.

Unterstützende Maßnahmen:

Allen Getreiden, Kartoffeln, Gemüsen, Salaten, Nüssen und Obst den Vorzug geben. Manchmal einen mageren Joghurt oder magere Milch und Buttermilch. Kaltgepreßte Öle für den Salat und Rohkost. Viel trinken. Wasser und Tees kalt und warm.

Gesegnete Stellung

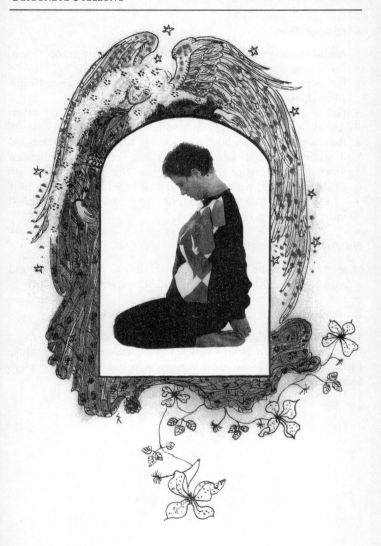

KRAMPFADERN – VENENSTAUUNGEN

Körperposition:

1. Am Boden mit verschränkten Händen unter dem Hinterkopf liegen. Beide Beine anwinkeln.
2. Linkes Bein hochheben. Die Zehenspitzen des gehobenen Beines zurückbeugen und vorstrecken. 10mal vor und zurück.
3. Linkes Bein bleibt hochgestreckt. Den Fuß 10mal nach außen drehen, 10mal nach innen drehen. Bein langsam abstellen.
4. Hebe das rechte Bein hoch und wie oben die gleichen Übungen.
5. Ausruhen. Bleibe in der Rückenlage mit verschränkten Händen unter dem Hinterkopf. Strecke die Beine aus.
6. Beide Kniescheiben anspannen und Knie nach unten drücken. Jetzt einmal rechtes Knie nach unten drücken. Dann linkes Knie nach unten drücken, 10mal.

Unterstützende Maßnahmen:

Wassertreten. In die Badewanne knöchelhoch kaltes Wasser und anfangs 20, später 90 Sekunden hin- und herspazieren. Nicht abtrocknen. Fußübungen bringen beste Erfolge. Reichlich trinken. Knappe Kost und fettarm, keine Innereien und Wurst. Kein Zucker.

Nützliche Wirkung: An den Beinen bilden sich oft Nester von roten haarfeinen Äderchen. Nach 4 Wochen täglich Hirtenstab sind sie nicht mehr zu sehen. Stärkt das ganze Venensystem und verhilft zu wohlgeformten schönen Beinen.

Tee: Kastanienblätter, Steinklee.

Hirtenstab

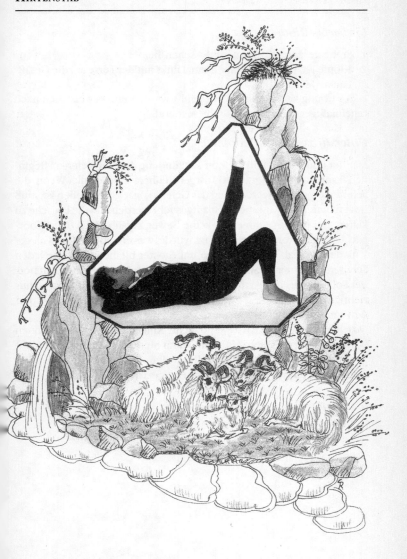

KNIEGELENK-POLYARTHRITIS

Körperposition:

1. Stehe gerade mit fast geschlossenen Beinen.
2. Klopfe jetzt einmal rechts, einmal links mit der Ferse auf die Gesäßbacke. Je 10mal.

Diese Übung kann 2mal am Tag geübt werden und erweist sich nach regelmäßiger Ausübung als sehr segnend.

Unterstützende Maßnahmen:

Männer und Frauen leiden unter Entzündung der Kniegelenke. Beginnen kann der Schmerz mit Morgensteifheit im Gelenk. Wenn die Schmerzen stärker werden und das Gelenk sogar geschwollen ist, muß unverzüglich ein Kniespezialist aufgesucht werden, um die Ursache zu klären. Bei starken Schmerzen keine Bewegungsübungen oder Moorpackungen, bevor der Arzt befragt wurde, was erlaubt ist. Das Kniegelenk darf niemals bei Schmerzen unbeachtet bleiben, ich bitte jeden Schüler, sofort einen Spezialisten für Kniebeschwerden aufzusuchen. Bei Polyarthritis und Arthritis des Kniegelenks können nachhaltig nur richtige und tägliche Bewegungspositionen das Fortschreiten der Bewegungseinengung aufhalten.

Das Wichtigste ist: Kein Übergewicht! Kniegelenkarthrosen können schon bei Jugendlichen auftreten, wenn Meniskusverletzungen nicht vom Arzt bemerkt und behandelt wurden. Darum noch einmal: Bei nicht geklärten Knieschmerzen einen Spezialisten aufsuchen.

Klopfübung

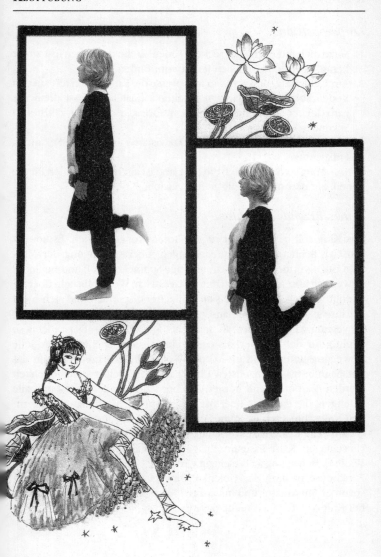

KNIE

Körperposition:

1. Setze dich mit durchgestreckten Knien. Ziehe die Zehen fest zu dir heran. (Fersen heben sich leicht vom Boden.)
2. Atme ein. Halte den Atem an und presse die Kniekehlen fest auf den Boden, solange du den Atem anhalten kannst. Dann lasse die Beine ganz locker und ruhe dich aus, während du bis 20 zählst (20 Sekunden).
3. Wiederhole die Übung 4mal. Dazwischen immer 20 Sekunden entspannen.

Diese Übung stärkt merklich die Knie und ist auch sehr nützlich für die Venen. Sie darf nicht zu oft geübt werden.

Unterstützende Maßnahmen:

Das Knie soll bewegt, aber nicht überanstrengt werden. Es kommt sonst zu Sehnenscheidenentzündungen. Überanstrengung der Muskeln ist zu vermeiden. Es treten heftige Schmerzen auf, und bei jeder Bewegung hört man ein knarrendes Geräusch. Wenn Muskeln überanstrengt werden, können sie sich schlecht entspannen und sich nicht auf ihre natürliche Länge ausdehnen. Die Glieder werden steif, die Bewegung wird schmerzhaft, man hat »Muskelkater«. Es ist nichts so wichtig für den Schüler, als daß er lernt, sich zu entspannen. Jede Bewegungsübung muß im Körper Wohlbefinden erzeugen, und das Entspannen bis zur nächsten Übung muß zur Selbstverständlichkeit werden. Verboten sind immer: der berüchtigte »Lotossitz« und alle Übungen, die das Knie übermäßig beanspruchen: Bei langandauernden Knieschmerzen ist immer ein Kniespezialist aufzusuchen, da die Gefahr einer Meniskusverletzung besteht. Vorsicht mit warmen Umschlägen. Kalte Essigumschläge sind im Zweifelsfall vorzuziehen.
Wichtig: Bewegung ist die einzig wirksame Hilfe zur möglichst langen Funktionserhaltung der Gelenke. Bewegungsübungen nur mit entspannter Muskulatur und in warmen Räumen üben. Brustschwimmen bei Knieverletzungen nicht ratsam.

Kniestärkung

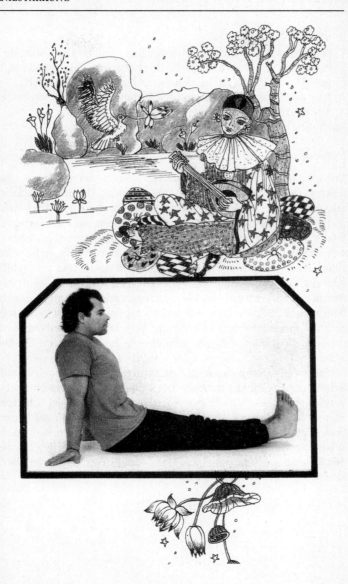

KNIEGELENK-POLYARTHRITIS — ARTHROSE

Körperposition:

1. Setze dich auf keinen so kleinen Hocker, wie ich es tue. Setze dich besser auf einen Tisch, denn die Oberschenkel müssen voll aufliegen. Erst ab dem Knie hängen die Unterschenkel herunter.
2. Nun pendle abwechselnd mit den Beinen hin und her, am besten 50- bis 100mal.

Mach die Übung einmal, eventuell auch 2mal am Tag.

Unterstützende Maßnahmen:

Noch einmal, Übergewicht macht Knieschmerzen noch viel beschwerlicher. Stell dir vor, du müßtest jeden Tag einen Rucksack mit deinem Übergewicht herumschleppen, damit über Stufen hinauf- und heruntergehen. Es helfen keine Diätkuren, welcher Art auch immer. Es gibt nur eines, weniger essen. Am einfachsten ist es, daß man sich vornimmt, niemals mehr nach 17 Uhr etwas zu sich zu nehmen, außer Tee. Der Körper gewöhnt sich schnell daran, und man schläft sehr gut.

Beachte: Lange Schritte sind belastender als kurze Schritte. Lasse das Bein auch pendeln, wenn du auf einer Treppenstufe stehst, oder stelle dich auf einen Schemel, so kann das Bein kraftvoll aber entspannt pendeln. Benütze Stühle mit Armlehnen, das erleichtert das Aufstehen.

Radfahren gibt jedem die Gelegenheit von Bewegung, die keine große Belastung der Gelenke darstellt. Der Sattel wird hochgestellt. Nicht bergauf treten, auch nicht bei einem Heimtrainer gegen schweren Widerstand treten. Gehe auf weichen Böden, wenn du auf hartem Boden gehst, trage Gummisohlen oder Luftpolsterschuhe. Mache keine Badekuren ohne das Einverständnis des Arztes. Bei geschwollenen Knien unbedingt von einem Kniespezialisten die Ursache klären lassen.

Pendeln

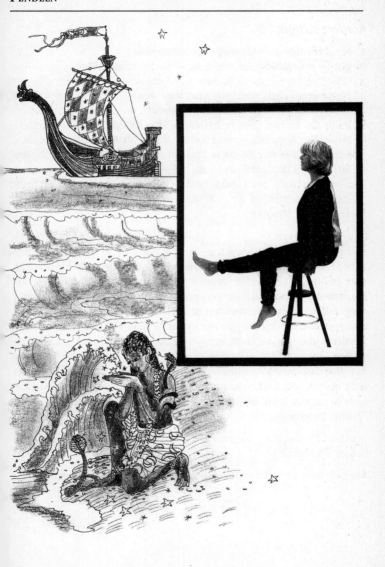

KNIESCHMERZEN

Ausführung:

1. Knie am Boden. Zehen stoßen zusammen.
2. Hände werden zu Fäusten geballt. Daumen nach innen.
3. Ellenbogen zeigen in Richtung Nabel.
4. Nun beuge dich weit vor und lege deinen Oberkörper auf die Oberschenkel. Lege dein ganzes Gewicht des Oberkörpers darauf.
5. Balle die Fäuste ganz fest. Drücke den Oberkörper nach unten. Hebe den Kopf hoch und mache anfangs 30 Atemzüge. Löse dich behutsam aus der Position und ruhe dich aus, bis du weißt, das Strömen in deinem Körper ist ruhig geworden.

Die Position wird nur einmal geübt (vielleicht 2mal am Tag), nach einigen Tagen werden die Atemzüge erhöht bis zu 150 Atemzügen. Später 10–15 Minuten.

Unterstützende Maßnahmen:

Diese Position heilt *Kälteempfindlichkeit* und *Knieschmerzen*. Sie ist eine heilige, segensreiche Position für *Nieren* und *Nebennieren,* für die *Bauchspeicheldrüse,* die *Leber,* und heilt viele *unerkannte Krankheiten*. Bei Nierenbeschwerden ist salzlose und eiweißlose Ernährung ratsam. Kalte Abwaschungen mit einem Waschfleck und kaltem Essigwasser wirken erfrischend. *Arzt aufsuchen* und Diätplan zusammenstellen lassen.

Bei Bauchspeicheldrüsenbeschwerden keinen Alkohol und sofort *Arzt aufsuchen,* Diät zusammenstellen lassen und strengstens befolgen. Auch hier kalte Essigwasserabwaschungen, die angenehm erfrischend wirken.

Tee bei Bauchspeicheldrüsenbeschwerden: Kamille, Fenchel, Anis, Salbei, Pfefferminze.

Tee bei Nierenbeschwerden: Nierenkraut, Zinnkraut, Lavendel.

Schildkröte

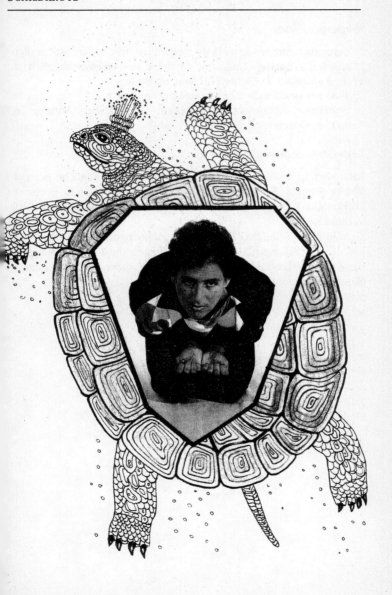

KNIEGELENK-ARTHROSE – POLYARTHRITIS

Körperposition:

1. Setze dich mit ausgestreckten Beinen auf den Boden. Stütze dich mit den Händen ab. Und ziehe die Beine, so weit es dir möglich ist, an dich heran. Fußsohlen bleiben am Boden.
2. Nun streckst du die Beine wieder geradeaus.
3. Strecken – heranziehen – strecken – heranziehen. Anfangs 10, später 20 Bewegungsabläufe.

Unterstützende Maßnahmen:

Idealgewicht anstreben. Wenig tierisches Eiweiß. Tägliche gezielte Yogapositionen. Keinen Leistungssport, denn er ist nicht geeignet, körperliche Schäden, die aus Bewegungsmangel entstanden sind, zu verhindern.

Gemütliches Wandern, Radfahren mit hochgestelltem Sattel, ein gemütlicher Skilanglauf, das sind Bewegungen, die den Bewegungsapparat nicht überbelasten. Und täglich eine Yogaposition nach dem 6-Wochen-Kalender.

Schneiderlein Nr. 1

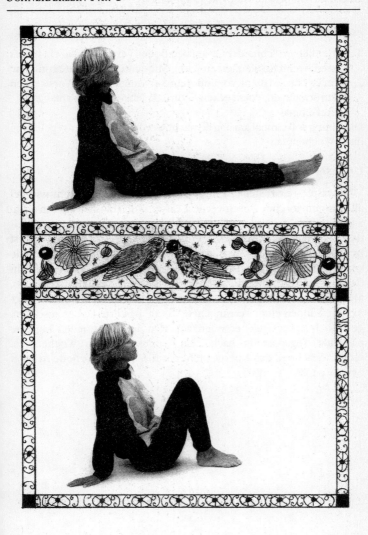

KNIEGELENK-ARTHROSE — POLYARTHRITIS

Körperposition:

1. Setze dich im Schneidersitz auf den Boden (eventuell auf ein hartes Kissen, wenn du Schmerzen hast). Mit den Händen gut abstützen.
2. Strecke nun die Beine vor und ziehe sie wieder zurück. Vorstrecken – zurückziehen, vorstrecken – zurückziehen und das anfangs 10-, später 20mal.

Die Übung soll einmal am Tag gemacht werden, dafür aber regelmäßig nach Wochenplan.

Unterstützende Maßnahmen:

»Wer rastet, der rostet« ist nirgends so treffend angebracht wie bei allen rheumatischen Beschwerden. Unser Wohlstand zwingt uns zum Sitzen, Autofahren, unnatürlichen Haltungen am Arbeitsplatz und leider auch oft in der Schule. Die gleichmäßige Belastung der Muskeln ist bei niemand mehr wirklich gewährleistet. Selbst zum Wochenende sitzen viele länger zum Hin- und Herfahren im Auto, als sie sich am Bestimmungsort tatsächlich bewegen, und vor allem richtig bewegen. Man kann zum Wochenende nicht mit Hochleistungen, egal, welcher Art, die Sünden einer vergangenen Woche bessern. Lieber ausruhen, gemütlich spazierengehen oder radfahren und dafür: jeden Tag eine passende Yogaposition nach dem vorgeschlagenen Wochenplan. Immer beachten, daß Übergewicht ein Risikofaktor für jede Art von Arthrosen ist.

Schneiderlein Nr. 2 (verboten bei Knieverletzungen)

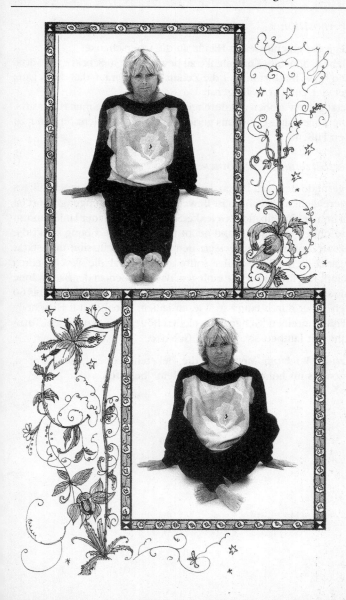

BEINE

Körperposition:

1. Lege die geschlossenen Hände an die Oberschenkel.
2. Gehe – ohne die Kniegelenke zu bewegen – 30 Schritte vorwärts. Die Ferse berührt immer die Zehen. Achte darauf, daß du in ganz gerader Linie vorwärtsgehst.
3. Jetzt gehe wie oben mit durchgedrückten steifen Knien rückwärts. Die Augen sind geradeaus gerichtet. Du blickst nicht hinunter zu den Füßen.

Unterstützende Maßnahmen:

Um gesunde Beine zu haben, ist nichts so nützlich wie regelmäßiges Spazierengehen. Radfahren ist Bewegung ohne Anstrengung. Sport ist nicht immer vorteilhaft für Gelenke. Schreiten in gerader Linie kann zu Hause ohne viel Zeitaufwand geübt werden. Diese Übung stärkt die Konzentrationsfähigkeit, bessert den Gleichgewichtssinn und stärkt das ganze Bein. Der Schüler sollte auch einmal die Woche einen Erholungstag für seine Füße einlegen. Barfußgehen, in der Badewanne in knöchelhohem Wasser (kalt) hin- und herwandern und dabei bis 60 zählen. Oder durch taunasse Wiesen laufen. Nachher mit Hirschtalg die Füße einreiben. Gehen auf weichen Böden ist vorzuziehen. Turnschuhe mit Luftbett schonen die Gelenke.

Nützliche Wirkung: Menschen, die viel stehen oder gehen müssen, können bis ins hohe Alter gesunde Beine behalten.

SCHREITEN IN GERADER LINIE

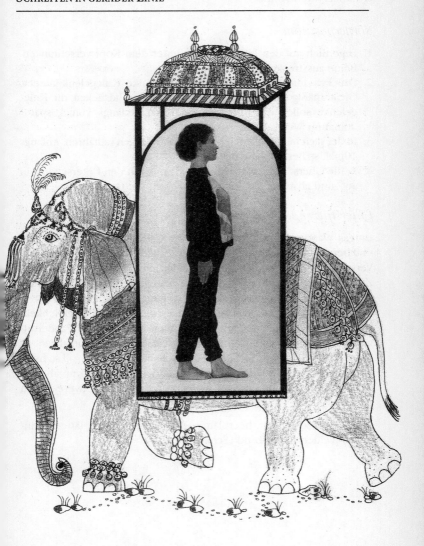

KNIEGELENK-ARTHROSE

Körperposition:

1. Lege dich auf den Rücken. Arme unter dem Kopf verschränken. Beine ausstrecken.
2. Drücke einmal das rechte, dann das linke Kniegelenk nieder. Gleichmäßig nach unten das Kniegelenk durchdrücken, die Kniegelenke sollen die Unterlage berühren. Anfangs 10mal, später 20mal im Wechsel durchdrücken.
3. In der gleichen Rückenlage wie oben im Liegen radfahren. Anfangs 10mal, später 20mal radfahren.
4. Beide Oberschenkel anziehen (Bild) und mit den Unterschenkeln auf- und abstrampeln, so daß die Fersen das Gesäß berühren.

Unterstützende Maßnahmen:

Langes Wandern ermüdet vorzeitig die Gelenke, besonders bergauf und bergab. Treppenschreiten schmerzt auch in den Kniegelenken – Verschleiß der Kniegelenke. Zur Linderung der Beschwerden und zum Erhalt der Funktionsfähigkeit gilt: Bewegung ohne Last. Leider ist, auch wenn es manchmal weh tut, Bewegung der Gelenke die einzig wirksame Hilfe zur möglichst langen Erhaltung der Beweglichkeit. Gehen auf weichen Böden mit Kreppsohlen. Keine langen Wanderungen auf harten Böden. Stufensteigen einschränken. Radfahren ist Bewegung bei geringer Belastung der Gelenke. Der Sattel soll so hoch wie möglich gestellt werden. Aufrecht und nicht weit vorne übergebeugt radfahren. Übergewicht meiden und niemals schwere Lasten tragen.

Tee: Schwarze Johannisbeerblätter, Brennessel, Birkenblätter, Zinnkraut, Weidenrindenabsud (Schmerzen).

Strampeln

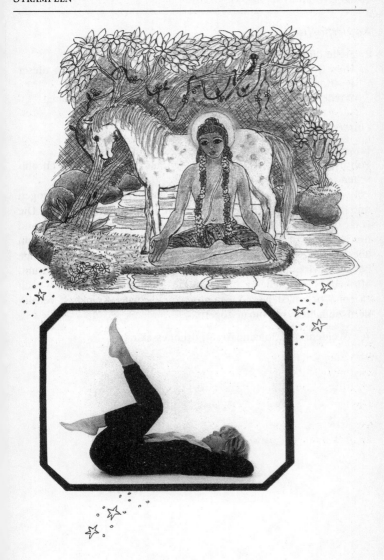

Knie- und Hüftgelenk-Arthrose

Körperposition:

1. Stelle dich locker hin. Die Füße fest geschlossen.
2. Hebe jetzt das rechte Bein möglichst hoch. Verharre in dieser Position 2 Atemzüge lang. Wiederhole sie 5mal.
3. Wiederhole diese Übung auf der linken Seite ebenfalls 5mal.

Unterstützende Maßnahmen:

Eiweiß in jeder Form meiden. Normalgewicht erstreben.
Polyarthritis ist der jetzt allgemein gebräuchliche Name für chronischen Gelenkrheumatismus.
Polyarthritische Entzündungen können Wucherungen, Schwellungen und Entzündungen an Sehnenscheiden und Muskeln hervorrufen. Die Folge davon sind zunehmende Versteifung der Gelenke und Schwund der betroffenen Muskeln, da die Freude zur Bewegung fehlt, wenn alles schmerzt. Aber nur Bewegung – ohne Belastung – ist die einzige bekannte wirksame Therapie zur Funktionserhaltung der Gelenke und Muskeln. Nur tägliche disziplinierte Bewegungspositionen nach einem Wochenkalender können diese rätselhafte Krankheit verhindern, aufhalten und hinauszögern.

Tee: Weidenrinde, Johanniskraut, Brennesselkraut.

STORCH

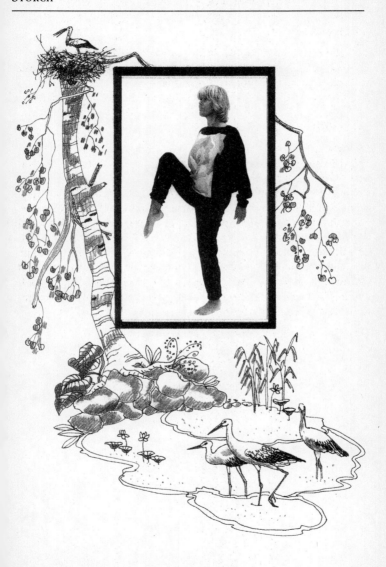

Anhang

Um beste Erfolge erzielen zu können und geringste Möglichkeiten eines körperlichen Nachteils auszuschließen, empfehle ich dem Schüler vor Beginn seines Übungsprogramms Rücksprache mit seinem Vertrauensarzt zu pflegen.

INHALTSVERZEICHNIS FÜR GESUNDHEITLICHE PROBLEME

Beachte: L = Positionen, die leicht auszuführen sind
S = Positionen, die schwierig auszuführen sind
? = Positionen, wo der Arzt zu befragen ist

Abwehrsystem stärkend	DIAMANTSITZ NR. 2	L	Seite 135
	KIEBITZ	S	Seite 53
	GRUSS AN DIE SONNE NR. 1	S	Seite 45
	GRUSS AN DIE SONNE NR. 2	S	Seite 47
	GRUSS AN DIE SONNE NR. 3	S	Seite 49
	OHRPRESSE	S	Seite 59
	GANZHEITSSTELLUNG	S	S. 37, 101
	KERZE NR. 1	L	Seite 115
	KERZE NR. 2	L	Seite 117
	KERZE NR. 3	?	Seite 119
	KUHKOPF	S	Seite 121
	SKORPION	?	Seite 127
	KNIEKUSS	S	Seite 105
	WINKEL	L	Seite 167
	DREHSITZ	S	Seite 137
Altern	VORWÄRTSBEUGE	L	Seite 67
	VERJÜNGUNG DER WANGEN	L	Seite 71
	KERZE NR. 3	?	Seite 119
	KAMEL	S	Seite 229
	GANZHEITSSTELLUNG	S	S. 37, 101
	RAD	S	Seite 125
	FETUSSTELLUNG	S	Seite 189
	HOCKSTELLUNG	L	Seite 193
	DREHSITZ	S	Seite 137
	LÖSENDE LIEGESTELLUNG	L	Seite 207
	KOPFSTAND	?	Seite 55
	SONNENRAD	S	Seite 165
Angst	SAVASANA	L	Seite 61
	HELDENPOSE	S	Seite 51
	LÖWE NR. 1	L	Seite 81
	LÖWE NR. 2	S	Seite 83
Arthritis	WINKEL	L	Seite 167
	LÖSENDE LIEGESTELLUNG	L	Seite 207
	HOCKSTELLUNG	L	Seite 193
	HOCHSTEMMPOSITION	L	Seite 247

Arme (Arthrose)	GRUSS AN DIE SONNE NR. 1	S	Seite 45
	GRUSS AN DIE SONNE NR. 2	S	Seite 47
	GRUSS AN DIE SONNE NR. 3	?	Seite 49
	SKORPION	?	Seite 127
	KUHKOPF	S	Seite 121
	WINKEL	L	Seite 167
	LOKOMOTIVE	L	Seite 253
	KAMEL	S	Seite 229
	HOCHSTEMMPOSITION	L	Seite 247
	KRÄFTIGUNG DER ELLENBOGEN	L	Seite 251
	HANDDREHUNG	L	Seite 239
	HANDVORWÄRTSDREHUNG	L	Seite 245
	HANDWERFEN	L	Seite 241
	RAD	S	Seite 125
Akne (Pickel)	SKORPION	?	Seite 127
	GEFÄSSÜBUNG	L	Seite 43
	GANZHEITSSTELLUNG	S	S. 37, 101
	WINKEL	L	Seite 167
Asthma	OCHSE	L	Seite 123
	KUHKOPF	S	Seite 121
	SAVASANA	L	Seite 61
	BAUM	L	Seite 31
	OHRPRESSE	S	Seite 59
	GRUSS AN DIE SONNE NR. 2	S	Seite 47
	GANZHEITSSTELLUNG	S	S. 37, 101
	BLASEBALGATMUNG	L	Seite 109
	HEILIGER FEIGENBAUM	L	Seite 113
	FROSCH	L	Seite 111
	RAD	S	Seite 125
	KÖRPERKRÄFTIGUNG	L	Seite 147
Atemnot	HEILIGER FEIGENBAUM	L	Seite 113
Atemwege stärkend	OHRPRESSE	S	Seite 59
	GEFÄSSÜBUNG	L	Seite 43
	LÖWE NR. 1	L	Seite 81
	OCHSE	L	Seite 123
	BLASEBALGATMUNG	L	Seite 109
	FROSCH	L	Seite 111
	RAD	S	Seite 125
	BAUM	L	Seite 31
	HEILIGER FEIGENBAUM	L	Seite 113
	KÖRPERKRÄFTIGUNG	L	Seite 147
	KNIE-KOPF-POSITION	S	Seite 203

Augen stärkend	GANZHEITSSTELLUNG	S	S. 37, 101
	VERBESSERUNG DER SEHKRAFT	L	Seite 69
	BAUM	L	Seite 31
	GEFÄSSÜBUNG	L	Seite 43
	LÖWE NR. 1	L	Seite 81
	LÖWE NR. 2	S	Seite 83
	KERZE NR. 1	L	Seite 115
	KERZE NR. 2	L	Seite 117
	SKORPION	S	Seite 127
	BOGEN	S	Seite 181
	KOPFSTAND	?	Seite 55
	OHRPRESSE	S	Seite 59
	OCHSE	L	Seite 123
Aufstoßen – Rülpsen	BLÄHUNGLÖSENDE STELLUNG	L	Seite 179
	NABELSTRECKUNG	L	Seite 191
Bandscheibe ernährend	SESSELÜBUNG NR. 1	L	Seite 217
	SESSELÜBUNG NR. 2	L	Seite 219
	KREUZÜBUNG	L	Seite 141
	WINKEL	L	Seite 167
	KRÄFTIGUNGSÜBUNG NR. 1	L	Seite 143
	KRÄFTIGUNGSÜBUNG NR. 2	L	Seite 145
	RÜCKENSTRECKUNG	L	Seite 161
	DEHNÜBUNG	L	Seite 183
	PALME NR. 1	L	Seite 211
	PALME NR. 2	L	Seite 213
Bauchspeicheldrüse	SCHILDKRÖTE	L	Seite 277
Bauchschmerzen lindernd	NABELSTRECKUNG	L	Seite 191
Bauchmuskel stärkend	AUFWÄRMEN	L	Seite 131
	BAUCHMUSKELSTÄRKUNG	L	Seite 133
	SONNENRAD	S	Seite 165
	BLASEBALGATMUNG	L	Seite 109
Blähbauch	BLÄHUNG LÖSENDE STELLUNG	L	Seite 179
	BOGEN	S	Seite 181
	FROSCH	L	Seite 111
	HEUSCHRECKE	S	Seite 103
	KAMEL	S	Seite 229
Beine stärkend	SCHREITEN IN GERADE LINIE	L	Seite 283
Blutdruck (erhöht)	SAVASANA	L	Seite 61
	BÄR	L	Seite 33
Blutdruck (niedrig)	WINKEL	L	Seite 167
	GEFÄSSÜBUNG	L	Seite 43
	HELDENPOSE	S	Seite 51

Blutzirkulation	BOGEN	S	Seite 181
anregend	GEFÄSSÜBUNG	L	Seite 43
	WINKEL	L	Seite 167
Blasenschwäche	EINHORN NR. 2	L	Seite 187
	NIEDERBEUGUNG	S	Seite 209
Bronchitis	GRUSS AN DIE SONNE NR. 1	S	Seite 45
	GRUSS AN DIE SONNE NR. 2	S	Seite 47
	GRUSS AN DIE SONNE NR. 3	S	Seite 49
	OHRPRESSE	S	Seite 59
	VORWÄRTSBEUGE	L	Seite 67
Bruch- und Hodenvergrößerung	KNIE-KOPF-POSITION	S	Seite 203
Depression	SAVASANA	L	Seite 61
	WINKEL	L	Seite 167
	GEBET	L	Seite 39
	BÄR	L	Seite 33
	NABELSTRECKUNG	L	Seite 191
Durchblutung	GANZHEITSSTELLUNG	S	S. 37, 101
fördernd	KOPFSTAND	?	Seite 55
	WINKEL	L	Seite 167
	HEUSCHRECKE	S	Seite 103
	GEFÄSSÜBUNG	L	Seite 43
	VORWÄRTSBEUGE	L	Seite 67
	NABELSTRECKUNG	L	Seite 191
	HEILIGER FEIGENBAUM	L	Seite 113
	KERZE NR. 1	L	Seite 115
	KERZE NR. 2	L	Seite 117
	KERZE NR. 3	?	Seite 119
	BAUM	L	Seite 31
	BOGEN	S	Seite 181
Durchfall	NABELSTRECKUNG	L	Seite 191
Darmreinigend	LÖSENDE LIEGESTELLUNG	L	Seite 207
	MUSCHELREINIGUNG	S	221–227
Entspannung	STELLUNG DES HERRN DER TÄNZER NR. 1	L	Seite 63
	STELLUNG DES HERRN DER TÄNZER NR. 2	L	Seite 65
	SAVASANA	L	Seite 61
	NABELSTRECKUNG	L	Seite 191
	LEICHTE STELLUNG	L	Seite 57
	BÄR	L	Seite 33
	OCHSE	L	Seite 123
	GEBET	L	Seite 39

Finger (Arthrose)	TIGERKRALLE	L	Seite 259
	FINGERPOSITIONEN	L	S. 232ff.
	MUSCHELSCHLIESSUNG	L	Seite 255
	HANDVORWÄRTSDREHUNG	L	Seite 245
Füße (Arthrose)	DIAMANTSITZ NR. 1	L	Seite 185
	DIAMANTSITZ NR. 2	L	Seite 135
	FUSSBETTSTÄRKUNG	L	Seite 265
	HIRTENSTAB	L	Seite 269
	SCHREITEN IN GERADER LINIE	L	Seite 283
Frösteln	GEFÄSSÜBUNG	L	Seite 43
	GRUSS AN DIE SONNE NR. 2	S	Seite 47
	WINKEL	L	Seite 167
	FROSCH	L	Seite 111
	SCHILDKRÖTE	L	Seite 277
Fettsucht	DIAMANTSITZ NR. 1	L	Seite 185
	OHRPRESSE	S	Seite 59
	BLASEBALGATMUNG	L	Seite 109
	FROSCH	L	Seite 111
	KOBRA	L	Seite 205
	SEITWÄRTSBEUGUNG	S	Seite 215
	BOGEN	S	Seite 181
	BOOT	L	Seite 75
	VORWÄRTSBEUGE	L	Seite 67
	GANZHEITSSTELLUNG	S	S. 37, 101
Gehirn durchblutend	BAUM	L	Seite 31
	HOCKSTELLUNG	L	Seite 193
Geisteskrankheiten	KOPFSTAND	?	Seite 55
Gefäße durchblutend	GEFÄSSÜBUNG	L	Seite 43
	SAVASANA	L	Seite 61
	WINKEL	L	Seite 167
	GESEGNETE STELLUNG	L	Seite 267
	VORWÄRTSBEUGE	L	Seite 67
	GANZHEITSSTELLUNG NR. 1	S	Seite 37
	GANZHEITSSTELLUNG NR. 2	S	Seite 101
Gebärmutter stärkend	FETUSSTELLUNG	S	Seite 189
Glatze	KOPFSTAND	?	Seite 55
	KERZE NR. 3	?	Seite 119
Haltung verbessernd	WINKEL	L	Seite 167
	RÜCKENKRÄFTIGUNG	L	153–159
	PALME NR. 2	L	Seite 213
	HOCHSTEMMPOSITION	L	Seite 247
	SCHULTERROLLEN	L	Seite 87

295

Halswirbelsäule	KRÄFTIGUNGSPOSITION	L	Seite 79
stärkend	SCHULTERROLLEN	L	Seite 87
	WINKEL	L	Seite 167
	FLAMINGO	S	Seite 77
	BOGEN	S	Seite 181
	BOOT	L	Seite 75
Halsbeschwerden	LÖWE NR. 1	L	Seite 81
	LÖWE NR. 2	S	Seite 83
	OHRPRESSE	S	Seite 59
	GANZHEITSSTELLUNG	S	S. 37, 101
	GEFÄSSÜBUNG	L	Seite 43
Handgelenk (Arthrose)	HANDDREHÜBUNG	L	Seite 237
	HANDDREHUNG	L	Seite 239
	HANDWERFEN	L	Seite 241
	SCHIEBEPOSITION	L	Seite 257
	BAUM	L	Seite 31
	KRÄHE	S	Seite 249
	SKORPION	S	Seite 127
Hüfte (Arthrose)	WINKEL	L	Seite 167
	BALANCESTRECKUNG NR. 1	L	Seite 175
	BALANCESTRECKUNG NR. 2	L	Seite 177
	HÜFTSCHERE	L	Seite 201
	AUFWÄRTSSTRECKUNG	L	Seite 173
	HÜFTÜBUNG	L	Seite 197
	HÜFTGRÄTSCHE	L	Seite 195
	PALME NR. 2	L	Seite 213
Hauterkrankungen	GANZHEITSSTELLUNG	S	S. 37, 101
	GEFÄSSÜBUNG	L	Seite 43
	VORWÄRTSBEUGE	L	Seite 67
	WINKEL	L	Seite 167
	VERJÜNGUNG DER WANGEN	L	Seite 71
	SKORPION	S	Seite 127
Händezittern	KRÄHE	S	Seite 249
Hämorrhoiden	NIEDERBEUGUNG	S	Seite 209
Herz stärkend	KOPFSTAND	?	Seite 55
	BAUM	L	Seite 31
	FROSCH	L	Seite 111
	KERZE NR. 1	L	Seite 115
	KERZE NR. 2	L	Seite 117
	KERZE NR. 3	?	Seite 119
	HEILIGER FEIGENBAUM	L	Seite 113
	SKORPION	S	Seite 127
	HEUSCHRECKE	S	Seite 103

Heiserkeit	NACKENSTÄRKUNG	L	Seite 85
	LÖWE NR. 1	L	Seite 81
	LÖWE NR. 2	S	Seite 83
	GEFÄSSÜBUNG	L	Seite 43
Ischias	WINKEL	L	Seite 167
	SCHWANENHALS	L	Seite 163
	KRÄFTIGUNGSÜBUNG NR. 1	L	Seite 143
	KRÄFTIGUNGSÜBUNG NR. 2	L	Seite 145
	RÜCKENSTRECKUNG	L	Seite 161
	SESSELÜBUNG NR. 1	L	Seite 217
	SESSELÜBUNG NR. 2	L	Seite 219
	DEHNÜBUNG	L	Seite 183
	PALME NR. 2	L	Seite 213
Knie (Arthrose)	KNIESTÄRKUNG	L	Seite 273
	PENDELN	L	Seite 275
	STORCH	L	Seite 287
	SCHIEBEPOSITION	L	Seite 257
	SCHNEIDERLEIN	L	279, 281
	KLOPFÜBUNG	L	Seite 271
	GESEGNETE STELLUNG	L	Seite 267
	SCHILDKRÖTE	L	Seite 277
	STRAMPELN	L	Seite 285
	GRUSS AN DIE SONNE NR. 2	S	Seite 47
Konzentrationskraft	GEBET	L	Seite 39
Kälteempfindlichkeit	PALME NR. 2	L	Seite 213
	SCHILDKRÖTE	L	Seite 277
Krampfadern	EINHORN NR. 1	L	Seite 263
	HIRTENSTAB	L	Seite 269
Kopfschmerzen	VORWÄRTSBEUGE	L	Seite 67
lindernd (Migräne)	WINKEL	L	Seite 167
	SAVASANA	L	Seite 61
Kreislauf stabilisierend	GANZHEITSSTELLUNG NR. 1	S	Seite 37
	PALME NR. 2	L	Seite 213
	SCHILDKRÖTE	L	Seite 277
	WINKEL	L	Seite 167
	GEFÄSSÜBUNG	L	Seite 43
	VORWÄRTSBEUGE	L	Seite 67
	GANZHEITSSTELLUNG NR. 2	S	Seite 101
Körpergeruch	GANZHEITSSTELLUNG NR. 1	S	Seite 37
	GANZHEITSSTELLUNG NR. 2	S	Seite 101
	VORWÄRTSBEUGE	L	Seite 67
Knochen stärkend	KIEBITZ	S	Seite 53
	DIAMANTSITZ NR. 1	L	Seite 185

Koliken (Unterleib)	KAMEL	S	Seite 229
Kreuzschmerzen	AUFWÄRMEN	L	Seite 131
	RÜCKENKRÄFTIGUNG NR. 1	L	Seite 153
	RÜCKENKRÄFTIGUNG NR. 2	L	Seite 155
	RÜCKENKRÄFTIGUNG NR. 3	L	Seite 157
	RÜCKENKRÄFTIGUNG NR. 4	L	Seite 159
	BAUCHMUSKELSTÄRKUNG	L	Seite 133
	WINKEL	L	Seite 167
	HASE	L	Seite 139
	GANZHEITSSTELLUNG NR. 1	S	Seite 37
	GANZHEITSSTELLUNG NR. 2	S	Seite 101
Leber	SCHILDKRÖTE	L	Seite 277
	STELLUNG DES HERRN DER TÄNZER NR. 1	L	Seite 63
	STELLUNG DES HERRN DER TÄNZER NR. 2	L	Seite 65
Lunge	GANZHEITSSTELLUNG NR. 1	S	Seite 37
	GANZHEITSSTELLUNG NR. 2	S	Seite 101
	OCHSE	L	Seite 123
	WINKEL	L	Seite 167
	GESEGNETE STELLUNG	L	Seite 267
	BOOT	L	Seite 75
	KUHKOPF	S	Seite 121
	WINKEL	L	Seite 167
	HEILIGER FEIGENBAUM	L	Seite 113
	GANZHEITSSTELLUNG NR. 1	S	Seite 37
	GANZHEITSSTELLUNG NR. 2	S	Seite 101
	GRUSS AN DIE SONNE NR. 1	S	Seite 45
	GRUSS AN DIE SONNE NR. 2	S	Seite 47
	GRUSS AN DIE SONNE NR. 3	S	Seite 49
	OHRPRESSE	S	Seite 59
Nervosität (Nervenkrämpfe)	NABELSTRECKUNG	L	Seite 191
Nerven stabilisierend	WINKEL	L	Seite 167
	GEFÄSSÜBUNG	L	Seite 43
	SAVASANA	L	Seite 61
	PALME NR. 2	L	Seite 213
Nacken (Verspannungen)	NACKENSTÄRKUNG	L	Seite 85
	BOOT	L	Seite 75
	FLAMINGO	S	Seite 77
	AUFWÄRTSSTRECKUNG	L	Seite 173
	SCHULTERROLLEN	L	Seite 87
	WINKEL	L	Seite 167

Nieren (Nebennieren)	SCHILDKRÖTE	L	Seite 277
Mandeln reinigend	LÖWE NR. 1	L	Seite 81
	LÖWE NR. 2	S	Seite 83
	GANZHEITSSTELLUNG NR. 2	S	Seite 101
	GEFÄSSÜBUNG	L	Seite 43
Magensäfte (anregend)	KAMEL	S	Seite 229
	VORWÄRTSBEUGE	L	Seite 67
Muskelrheumatismus	GANZHEITSSTELLUNG NR. 2	S	Seite 101
	GANZHEITSSTELLUNG NR. 1	S	Seite 37
	KIEBITZ	S	Seite 53
	PALME NR. 2	L	Seite 213
	WINKEL	L	Seite 167
	SAVASANA	L	Seite 61
Mißbildung der Füße	DIAMANTSITZ NR. 2	S	Seite 135
Müdigkeit	HELDENPOSE	S	Seite 51
	DIAMANTSITZ NR. 1	L	Seite 185
	BALANCESTRECKUNG NR. 1	S	Seite 175
	BALANCESTRECKUNG NR. 2	S	Seite 177
	KROKODIL	L	Seite 149
	KERZE NR. 1	L	Seite 115
	KERZE NR. 2	L	Seite 117
	KERZE NR. 3	?	Seite 119
	KRÄHE	S	Seite 249
	SAVASANA	L	Seite 61
Osteoporose	DIAMANTSITZ NR. 1	L	Seite 185
	DIAMANTSITZ NR. 2	S	Seite 135
	KIEBITZ	S	Seite 53
Ohrenerkrankungen	OHRPRESSE	S	Seite 59
	GEHÖRÜBUNG	L	Seite 41
Psychosomatische	WINKEL	L	Seite 167
Erkrankungen	SAVASANA	L	Seite 61
Parodontose	VERJÜNGUNG DER WANGEN	L	Seite 71
	GEFÄSSÜBUNG	L	Seite 43
	GANZHEITSSTELLUNG NR. 2	S	Seite 101
Potenzstörung	HEUSCHRECKE	S	Seite 103
bei Frau und Mann	DIAMANTSITZ NR. 1	L	Seite 185
	KERZE NR. 3	?	Seite 119
	KERZE NR. 2	L	Seite 117
	GESEGNETE STELLUNG	L	Seite 267
	KOPFSTAND	?	Seite 55
	FETUSSTELLUNG	S	Seite 189
Rückenverspannungen	WINKEL	L	Seite 167
	PALME NR. 2	L	Seite 213

	Ganzheitsstellung Nr. 2	S	Seite 101
	Ganzheitsstellung Nr. 1	S	Seite 37
	Rückenstreckung	L	Seite 161
	Rückenposition	L	Seite 151
Schilddrüse	Kerze Nr. 1	L	Seite 115
	Kerze Nr. 2	L	Seite 117
	Kerze Nr. 3	?	Seite 119
	Skorpion	S	Seite 127
	Savasana	L	Seite 61
Schulterverspannungen	Winkel	L	Seite 167
	Palme Nr. 2	L	Seite 213
Schulter/Ellenbogen	Handdrehung	L	Seite 239
(Arthrose)	Handwerfen	L	Seite 241
	Kräftigung der Ellenbogen	L	Seite 251
Schulter (Arthrose)	Winkel	L	Seite 167
	Rückenstreckung	L	Seite 161
	Kniekuss	S	Seite 105
	Ganzheitsstellung Nr. 1	S	Seite 37
	Skorpion	S	Seite 127
	Heuschrecke	S	Seite 103
	Drache	L	Seite 99
	Armhebung	L	Seite 93
	Armkreisung	L	Seite 95
	Armdrehung	L	Seite 91
	Armschwingen	L	Seite 97
	Hochstemmposition	L	Seite 247
Schwangerschaft	Palme Nr. 1	L	Seite 211
	Palme Nr. 2	L	Seite 213
	Heiliger Feigenbaum	L	Seite 113
Schweregefühl	Frosch	L	Seite 111
(Glieder, Kopf)	Boot	L	Seite 75
	Blähunglösende Stellung	L	Seite 179
Stärke (Körper, Geist)	Kiebitz	S	Seite 53
	Fetusstellung	S	Seite 189
	Krokodil	L	Seite 149
	Löwe Nr. 1	L	Seite 81
	Löwe Nr. 2	S	Seite 83
	Nackenstärkung	L	Seite 85
Stimme stärkend	Löwe Nr. 1	L	Seite 81
	Löwe Nr. 2	S	Seite 83
	Ganzheitsstellung Nr. 2	S	Seite 101
Stottern – Lispeln	Nackenstärkung	L	Seite 85

Spannungen			
(Halsbereich)	NACKENSTÄRKUNG	L	Seite 85
Tennisellenbogen	WINKEL (40 ATEMZÜGE)	L	Seite 167
	PALME NR. 2	L	Seite 213
Trägheit	HELDENPOSE	S	Seite 51
Tuberkulose	KÖRPERKRÄFTIGUNG	L	Seite 147
Übergewicht	GANZHEITSSTELLUNG NR. 1	S	Seite 37
	GANZHEITSSTELLUNG NR. 2	S	Seite 101
	BOOT	L	Seite 85
	KNIEKUSS	S	Seite 105
	WINKEL	L	Seite 167
	BLASEBALGATMUNG	L	Seite 109
	VORWÄRTSBEUGE (10 MINUTEN)	L	Seite 67
	HEUSCHRECKE	S	Seite 103
	KAMEL	S	Seite 229
	KOBRA	L	Seite 205
	KERZE NR. 2	L	Seite 117
	KERZE NR. 3	?	Seite 119
Unterleibs-	BLASEBALGATMUNG	L	Seite 109
beschwerden	FROSCH	L	Seite 111
	KAMEL	S	Seite 229
	HOCKSTELLUNG	L	Seite 193
	DEHNÜBUNG	L	Seite 183
	FETUSSTELLUNG	S	Seite 189
	KOPFSTAND	?	Seite 55
Verdauungsstörungen	DIAMANTSITZ NR. 1 (5 MINUTEN)	L	Seite 185
	BOOT	L	Seite 75
	BLÄHUNGLÖSENDE STELLUNG	L	Seite 179
	LÖSENDE LIEGESTELLUNG	L	Seite 207
	NABELSTRECKUNG	L	Seite 191
	KAMEL	S	Seite 229
Verlegte Nasengänge	OCHSE (15 MINUTEN)	L	Seite 123
Verstopfung	GANZHEITSSTELLUNG NR. 1	S	Seite 37
	GANZHEITSSTELLUNG NR. 2	S	Seite 101
	KOBRA	L	Seite 205
	HEUSCHRECKE	S	Seite 103
	KAMEL	S	Seite 229
	MUSCHELREINIGUNG	S	221–227
Venen stärkend,	EINHORN NR. 1	L	Seite 263
entlastend	EINHORN NR. 2	L	Seite 187
	HIRTENSTAB	L	Seite 269
	FUSSBETTSTÄRKUNG	L	Seite 265
	KERZE NR. 1	L	Seite 115

Wachstum	KERZE NR. 2	L	Seite 117
	WINKEL	L	Seite 167
	PALME NR. 1	L	Seite 211
	PALME NR. 2	L	Seite 213
Wechseljahre	NABELSTRECKUNG	L	Seite 191
	GANZHEITSSTELLUNG NR. 1	S	Seite 37
	GANZHEITSSTELLUNG NR. 2	S	Seite 101
	GRUSS AN DIE SONNE NR. 2	S	Seite 47
	WINKEL	L	Seite 167
	GESEGNETE STELLUNG	L	Seite 267
	SEITWÄRTSBEUGUNG	S	Seite 215
	SAVASANA	L	Seite 61
	DREHSITZ	S	Seite 137
Wurmbefall	VORWÄRTSBEUGE (15 MINUTEN)	L	Seite 67
Wehen erleichternd	HEILIGER FEIGENBAUM	L	Seite 113
Zähne, Zahnfleisch	VERJÜNGUNG DER WANGEN	L	Seite 71
	GEFÄSSÜBUNG	L	Seite 43
Zehen verkrümmt	DIAMANTSITZ NR. 2	S	Seite 135
	FUSSBETTSTÄRKUNG	L	Seite 265
	GANZHEITSSTELLUNG NR. 1	S	Seite 37
	GANZHEITSSTELLUNG NR. 2	S	Seite 101
	GESEGNETE STELLUNG	L	Seite 267
	KOPFSTAND	?	Seite 55
	VORWÄRTSBEUGE	L	Seite 67

Beachte, daß für alle, auch unerkannte Krankheiten, die genannten Yogapositionen als vorbeugend und heilend gelten.
Angeführte Yogapositionen müssen täglich geübt und langsam soweit gesteigert werden, daß der Schüler sie täglich 15 Minuten bewegungslos und ohne jede Spannung ausführen kann.
Gleichzeitig muß in dieser Zeit auf tierisches Eiweiß verzichtet werden, um die an Wunder grenzenden Wirkungen der Yogapositionen voll für die Genesung des Körpers zu nützen.
Eine nichtmedikamentöse Methode, den Körper zur Heilung anzuregen, ohne ihn zu schwächen oder ihm zu schaden.
Das lehren auch die berühmten Gesundheitsschulen in Delhi, wo meine beiden Kinder ihre Kenntnisse erweitern.

Alphabetisches Allgemeinregister

Abwehrsystem 34, 44, 46, 48, 52, 58
Altern 70, 164, 206
Armarthritis 246
Armdrehen 91
Armgelenk 248
Armhebung 93
Armkreisung 95
Armschwingen 97
Arthritis 21, 192
–, Arme 246
Arthrose 22, 98, 100, 102
–, Ellenbogengelenk 238, 240
–, Fingergelenk 232, 234, 244, 258
–, Handgelenk 236, 256
–, Hüfte 172, 174, 194, 196, 200, 286
–, Knie 274, 278, 280, 284, 286
–, Schulter 90, 92, 94, 96
Asthma 110, 112, 120
Atemwege 80, 82, 124
Atmung 108, 110, 122
Aufwärmen 131
Aufwärtsstreckung 173
Augen 30, 68

Balancestreckung Nr. 1 175
– Nr. 2 177
Bandscheiben 140
Bandscheibenvorfall 182, 212, 216, 218
Bär 33
Bauchmuskelstärkung 133
Baum 31
Becken 176
Beine 282
Blähungen 178, 179, 180
Blasebalgatmung 109
Blasenschwäche 186
Blutdruck 32, 50, 60
Blutfette 23
Bogen 181
Boot 75
Bruchvergrößerung 202

Cholesterin 23

Dehnübung 183
Depression 38
Diabetes 228
Diamantsitz 35
– Nr. 1 185
– Nr. 2 135
Drache 99
Drehsitz 137
Durchblutung 114, 116, 118, 126

Einhorn Nr. 1 263
– Nr. 2 187
Ellenbogen 250, 251
Ellenbogengelenkarthrose 238, 240
Entspannung 56, 62, 64

Feigenbaum 113
Fettsucht 214
Fetusstellung 189
Fingergelenk-Arthrose 232, 234, 244, 258
Fingergelenk-Polyarthritis 254
Fingerpositionen 232, 233, 234, 235
Flamingo 77
Frosch 111
Fußbeschwerden 264
Fußbettstärkung 265

Ganzheitsstellung Nr. 1 37
– Nr. 2 101
Gebärmutter 188
Gebet 39
Gefäßübung 43
Gehörübung 41
Gesegnete Stellung 267
Gicht 22
Gruß an die Sonne Nr. 1 45
– Nr. 2 47
– Nr. 3 49

Halswirbelsäule 78
Hämorrhoiden 208
Handdrehübung 237
Handdrehung 239
Handgelenke 248
–, Arthrose 236, 256
Handvorwärtsdrehung 245
Handwerfen 241
Haltungsschäden 166
Hase 139
Haut 36, 42
Heiliger Feigenbaum 113
Heldenpose 51
Heuschrecke 103
Hirtenstab 269
Hochstemmposition 247
Hockstellung 193
Hüftarthrose 172, 174, 194, 196, 200, 286
Hüftgrätsche 195
Hüftschere 201
Hüftübung 197
Hüftwiege 199

Ischias 22, 182, 198, 212, 216, 218

Kamel 229
Kerze Nr. 1 115
– Nr. 2 117
– Nr. 3 119
Kiebitz 53
Klopfübung 271
Knie 272
Kniegelenk-Arthrose 274, 278, 280, 284, 286
– Polyarthritis 270, 274, 278, 280
Knie-Kopf-Position 203
Kniekuß 105
Knieschmerzen 276
Kniestärkung 273
Kobra 205
Kopfschmerzen 66
Kopfstand 55
Körperkräftigung 147
Kräftigung der Ellenbogen 251
Kräftigungsposition 79
Kräftigungsübung Nr. 1 143
– Nr. 2 145
Krähe 249
Krampfadern 262, 268
Kreuzschmerzen 130, 132, 138, 142, 144, 146, 152, 156, 160, 162, 168
Kreuzübung 141
Krokodil 149
Kuhkopf 121

Leichte Stellung 57
Liegestellung, lösende 207
Lokomotive 253
Lösende Liegestellung 207
Löwe Nr. 1 81
– Nr. 2 83
Lunge 120

Migräne 66
Müdigkeit 148
Muschelreinigung Nr. 1 221
– Nr. 2 223
– Nr. 3 225
– Nr. 4 227
Muschelschließung 255

Nabelstreckung 191
Nackenstärkung 85
Nackenverspannungen 74, 76, 84, 86
Niederbeugung 209

Oberarme 252
Ochse 123
Ohren 40
Ohrpresse 59
Osteoporose 134, 184

Palme Nr. 1 211
– Nr. 2 213
Pendeln 275

Polyarthritis, Fingergelenke 254
–, Kniegelenk 270, 274, 278, 280

Rad 125
Rheumatismus 21
Rücken 154, 158
Rückenkräftigung Nr. 1 153
– Nr. 2 155
– Nr. 3 157
– Nr. 4 159
Rückenposition 151
Rückenstreckung 161
Rückenverspannungen 150

Savasana 61
Schiebeposition 257
Schildkröte 277
Schneiderlein Nr. 1 279
– Nr. 2 281
Schreiten in gerader Linie 283
Schulter 104
Schulterarthrose 90, 92, 94, 96, 98
Schulterrollen 87
Schwanenhals 163
Schwangerschaft 210
Sehkraft 69
Seitwärtsbeugung 215
Sesselübung Nr. 1 217
– Nr. 2 219
Skorpion 127
Sonnengebet Nr. 1 45
– Nr. 2 47
– Nr. 3 49
Sonnenrad 165
Sprunggelenkübung 242, 243
Stellung des Herrn der Tänzer Nr. 1 63
– Nr. 2 65
Stellung, gesegnete 267
Storch 287
Strampeln 285

Tigerkralle 259
Tuberkulose 120

Venenerkrankungen 262
Venenstauungen 268
Verdauungsstörungen 190, 220, 222, 224, 226
Verjüngung der Wangen 71
Verstopfung 204
Vorwärtsbeuge 67

Wangen 71
Wechseljahre 136
Winkel 167
Wirbelsäule 22

Zuckerkrankheit 228
Zweifüßler 169

Gesund mit Yoga

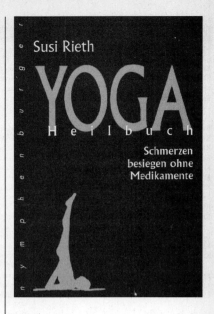

Dieses Heilbuch basiert auf zwanzig Jahren praktischer Lehrerfahrung und faßt die Erkenntnisse zusammen, die sogar angeblich unheilbar kranke Yogaschüler wieder gesund gemacht haben. Susi Rieth erklärt die Ursachen der am häufigsten auftretenden Krankheiten und die spezifisch dafür entwickelten Übungsprogramme: einfache Übungen mit erstaunlicher Wirkung!

NYMPHENBURGER